# MANUAL DE
# CIRURGIA CARDIOVASCULAR

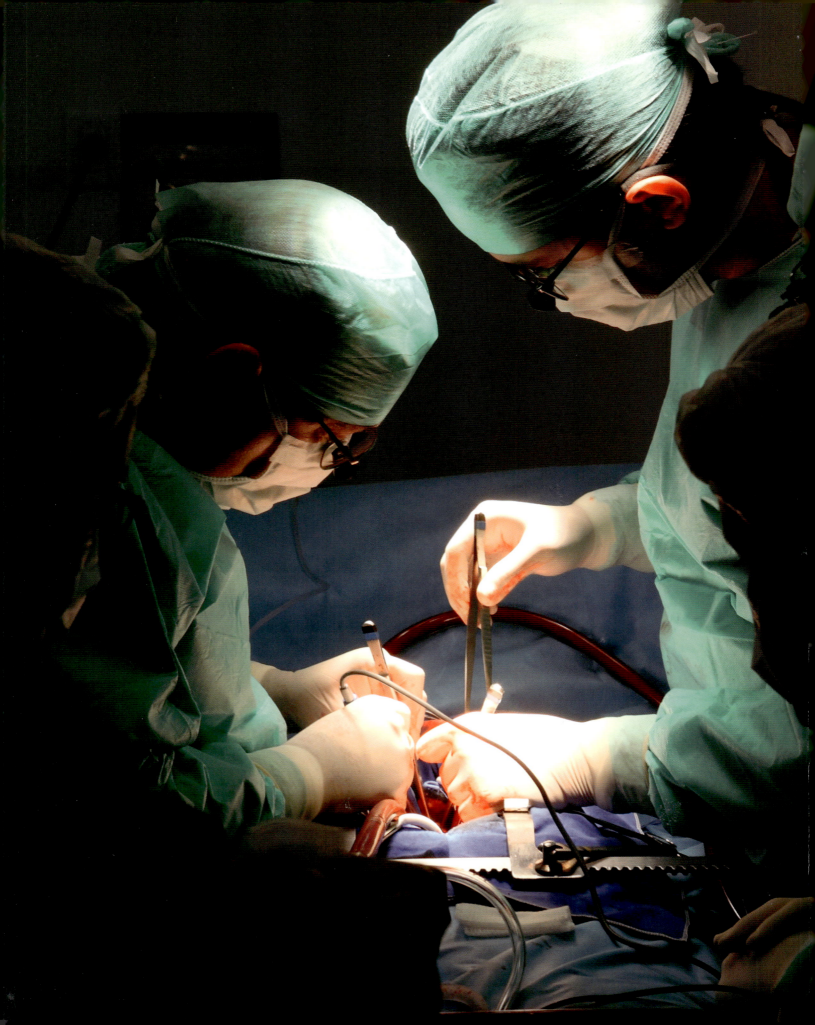

CARLOS R. MORAES
FERNANDO MORAES

# MANUAL DE CIRURGIA CARDIOVASCULAR

Ilustrado por
Pedro Zenival

Copyright © Carlos Roberto Ribeiro de Moraes
Fernando Ribeiro de Moraes Neto

## FICHA CATALOGRÁFICA

| | |
|---|---|
| 617.41 | Moraes, Carlos Roberto Ribeiro de, |
| M827m | Manual de Cirurgia Cardiovascular. |
| | Fernando Ribeiro de Moraes Neto. |
| | Recife – 2010. |
| | 239p : Il. |

1. CIRURGIA CARDIOVASCULAR - COMPÊNDIOS E MANUAIS

CDD - MLC

Impresso no Brasil – 2010

## CARLOS ROBERTO RIBEIRO DE MORAES

Doutor em Medicina (1965) e Livre Docente de Cirurgia Torácica (1977) pela Universidade Federal de Pernambuco.

Professor Assistente (1966 – 1973), Professor Adjunto (1973 – 1980), Professor Titular (1980 – 2008) do Departamento de Cirurgia (Disciplina de Cirurgia Torácica) do Centro de Ciências da Saúde da Universidade Federal de Pernambuco.

Presidente e Cirurgião-Chefe do Instituto do Coração de Pernambuco. Real Hospital Português de Beneficência em Pernambuco.


## FERNANDO RIBEIRO DE MORAES NETO

Mestre (1994), Doutor (2001) e Livre Docente (2007) em Cirurgia Cardiovascular pela Escola Paulista de Medicina na Universidade Federal de São Paulo.

Professor Adjunto do Departamento de Cirurgia do Centro de Ciências da Saúde da Universidade Federal de Pernambuco.

Chefe do Serviço de Cirurgia Cardíaca do Instituto de Medicina Integral (IMIP) Prof. Fernando Figueira.

Diretor e Cirurgião do Instituto do Coração de Pernambuco. Real Hospital Português de Beneficência em Pernambuco.

COLABORADORES

Ana Cintia Carneiro Leão
Médica Anestesiologista do Instituto de Medicina Integral Prof.
Fernando Figueira (IMIP) e do Instituto do Coração de Pernambuco.

Alberto Nicodemus
Especialista em Estimulação Cardíaca Artificial e em Eletrofisiologia
Cardíaca pelo Brompton Hospital, de Londres.
Professor Assistente da Disciplina de Cardiologia do Departamento
de Medicina Clínica do Centro de Ciências da Saúde da
Universidade Federal de Pernambuco.
Médico Eletrofisiologista do Real Hospital Português de
Beneficência em Pernambuco.

Ayrton Klier Péres
Doutorado (Ph.D.) pela Pensylvania State University – EEUU
Pós-Doutorado em Arritmia e Eletrofisiologia pela Universidade de
Limburg – Holanda
Especialista em Arritmia e Eletrofisiologia Cardíaca – SOBRAC /
SBC
Coordenador do Serviço de Arritmia e Eletrofisiologia de Brasília –
RITMOCÁRDIO

Nicodemus Lopes Pereira Neto
Estagiário do Serviço de Eletrofisiologia do Real Hospital Português
de Beneficência em Pernambuco.

Para nossas leais e dedicadas companheiras, Edna e Jaqueline.

# INTRODUÇÃO

Este livro é exclusivamente direcionado aos estudantes de medicina que, durante mais de 40 anos de magistério e, após cada aula, sempre nos fizeram a mesma pergunta: onde podemos ler, de forma simples e objetiva, aquilo que acaba de nos ser transmitido?

A cirurgia cardiovascular é uma especialidade complexa e em evolução que, a nosso ver, não deveria ser ensinada em detalhes no curso médico de graduação. Entretanto, a maioria das escolas médicas mantém disciplinas específicas da especialidade, com elevada carga horária, obrigando os estudantes a buscar informações detalhadas sobre o que lhes é ensinado. A eles dedicamos esse Manual.

Este livro é o resultado de uma longa experiência em todos os ramos da cirurgia cardiovascular. É também o resultado do trabalho de uma numerosa equipe que nos tem acompanhado ao longo dos anos. Impossível citar a todos. Mas, somos particularmente gratos a Ivan de Lima Cavalcanti, Rostand Paraíso, José Maria Pereira Gomes, Cleusa Lapa Santos e Deuseny Tenório pela revisão do texto e pelas inúmeras sugestões.

Nossos agradecimentos a: Ana Cíntia Carneiro Leão, Alberto Nicodemus, Ayrton Klier Peres e Nicodemus Lopes Pereira Neto que escreveram os capítulos especializados de anestesia e de estimulação elétrica do coração;

Pedro Zenival, artista tão simples quanto criativo, sem cujas ilustrações esse livro ficaria incompleto;

Luiz Arrais pelo excelente trabalho de projeto gráfico;

Professoras Maria Helena Porto e Venusa Sá Leitão pelas correções ortográficas;

Iana Lyra pelo eficiente e incansável trabalho de secretariado;

Finalmente, nossa gratidão ao Real Hospital Português de Beneficência em Pernambuco e ao Instituto de Medicina Integral (IMIP) Professor Fernando Figueira, instituições exemplares, nas quais nossa equipe adquiriu a experiência clínica que possibilitou escrever este Manual.

# PREFÁCIO

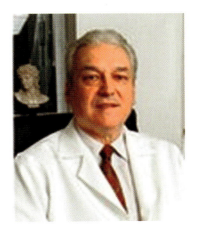

O livro *Manual de Cirurgia Cardiovascular* de Carlos Roberto Moraes e Fernando Moraes é extraordinariamente oportuno para preencher uma lacuna na formação e informação dos alunos de graduação do curso médico.

Há vários livros de texto disponíveis na especialidade, mas todos eles destinados ao leitor em nível de pós-graduação e na prática da cirurgia cardiovascular. Nesses textos as informações são muito específicas, não generalistas e não atendem ao interesse do aluno em formação que toma contato com a especialidade ainda no currículo da graduação.

Percebe-se ainda na crítica mais acurada que, nos modelos disponíveis, o autor tem interesse em demonstrar erudição e os conceitos emitidos são de tal ordem dependentes de subespecialidades que há necessidade de se escrever o livro com o auxílio de vários colaboradores que abordam o tema de suas atuações específicas.

Evidentemente, essa leitura não interessa aos alunos do curso médico.

O Prof. Dr. Carlos Roberto Moraes e seu colaborador Prof. Dr. Fernando Moraes, baseados em suas experiências didáticas universitária tiveram a sensibilidade de captar essa falha no ensino da cirurgia cardiovascular e nos brindam com um livro de texto que atinge adequadamente as necessidades dos alunos do curso médico.

As informações são básicas e no nível de entendimento dos alunos dispensando a colaboração de autores de subespecialidades.

Somente um professor com maturidade no ensino universitário, competência profissional e na linha de vanguarda da cirurgia cardíaca poderia resumir as informações, simplificando-as e separando o erudito do necessário.

Salientamos a excelência de contribuição dos desenhos esquemáticos que, de tão ilustrativos, às vezes dispensam a leitura do texto.

Sem dúvida alguma, trata-se de um livro altamente recomendável para os alunos do curso médico e que terá a oportunidade de talvez despertar o interesse para o exercício da especialidade.

Parabéns, Profs. Carlos R. Moraes e Fernando Moraes.

**Enio Buffolo**
Prof. Titular de Cirurgia Cardiovascular da Escola Paulista de Medicina da Universidade Federal de São Paulo.

# ÍNDICE

### CAPÍTULO 1. HISTÓRIA ........................................................... 17

### CAPÍTULO 2. BASES DA TÉCNICA CIRÚRGICA E DA ANESTESIA .......................................................... 25
Monitorização transoperatória ................................................. 27
Princípios de anestesia ............................................................ 29
Toracotomias ........................................................................... 37

### CAPÍTULO 3. CIRCULAÇÃO EXTRACORPÓREA. HIPOTERMIA. PROTEÇÃO MIOCÁRDICA. CANULAÇÃO. COMPLICAÇÕES .......................................................... 41
Circulação extracorpórea ......................................................... 43
Hipotermia ............................................................................... 50
Proteção miocárdica ................................................................ 52
Complicações .......................................................................... 55

### CAPÍTULO 4. PRÉ E PÓS-OPERATÓRIO EM CIRURGIA CARDÍACA ........................................................................ 57
Pré-operatório ......................................................................... 59
Pós-operatório ......................................................................... 61

### CAPÍTULO 5. CIRURGIA DAS CARDIOPATIAS CONGÊNITAS ........................................................................ 69
Generalidades ......................................................................... 71
Cardiopatias congênitas acianóticas (PCA) ............................. 75
Comunicação interatrial .......................................................... 78
Comunicação interventricular .................................................. 80
Defeitos do canal atrioventricular ............................................ 83
Estenose pulmonar ................................................................. 86
Estenose aórtica ..................................................................... 88
Coarctação da aorta ................................................................ 91
Miscelânea .............................................................................. 94
Cardiopatias congênitas cianóticas ......................................... 96
Operação de Blalock-Taussig .................................................. 97
Operação de Glenn ................................................................. 99
Atrioseptostomia ..................................................................... 100
Tetralogia de Fallot ................................................................. 101
Atresia tricúspide – Ventrículo único ....................................... 104
Atresia pulmonar com septo interventricular Intacto ............... 107
Transposição das grandes artérias ......................................... 109
Drenagem anômala total das veias pulmonares ..................... 112
Tronco arterial comum ............................................................ 115
Anomalias complexas ............................................................. 117

## CAPÍTULO 6. CIRURGIA DAS DOENÇAS ADQUIRIDAS DAS VALVAS CARDÍACAS ... 119
Considerações gerais ... 121
Cirurgia da valva mitral ... 124
Cirurgia da valva aórtica ... 127
Cirurgia da valva tricúspide ... 129
Substitutos valvares ... 130
Plastia mitral ... 132

## CAPÍTULO 7. CIRURGIA DA DOENÇA ARTERIAL CORONÁRIA E SUAS COMPLICAÇÕES ... 143
Considerações gerais ... 145
Anatomia das artérias coronárias ... 145
Patogenia ... 147
Patologia ... 148
Diagnóstico ... 149
Tratamento ... 150
Revascularização miocárdica com CEC ... 150
Revascularização miocárdica sem CEC ... 153
Enxertos arteriais ... 154
Reoperação ... 155
Resultados imediatos e tardios ... 155
Cirurgia das Complicações do infarto do miocárdio ... 155
Aneurisma do ventrículo esquerdo ... 155
Insuficiência mitral ... 157
CIV pós-infarto ... 157

## CAPÍTULO 8. CIRURGIA DOS ANEURISMAS E DISSECÇÕES DA AORTA ... 159
Aneurisma da aorta ... 161
Definição ... 161
Classificação e patologia ... 161
Diagnóstico ... 162
Indicação cirúrgica ... 162
Técnica cirúrgica ... 163
Resultados ... 166
Dissecções aórticas ... 167
Considerações gerais ... 167
Classificação ... 167
História natural ... 168
Etiopatogenia ... 168
Patologia ... 169
Diagnóstico ... 169
Tratamento ... 172
Técnica cirúrgica ... 173

Resultados..................................................................................................176

## CAPÍTULO 9. TUMORES CARDÍACOS..............................................177
Incidência................................................................................................179
Patologia..................................................................................................179
Diagnóstico.............................................................................................181
Tratamento cirúrgico...........................................................................181

## CAPÍTULO 10. CIRURGIA DAS DOENÇAS DO PERICÁRDIO.185
Anatomia.................................................................................................187
Afecções congênitas............................................................................187
Tumores do pericárdio.......................................................................188
Pericardite aguda com derrame.....................................................189
Pericardite constrictiva crônica.....................................................190
Procedimentos cirúrgicos................................................................190

## CAPÍTULO 11. CIRURGIA DAS CARDIOMIOPATIAS.....................191
Considerações gerais..........................................................................193
Cardiomiopatia hipertrófica obstrutiva......................................194
Endomiocardiofibrose.......................................................................197
Transplante cardíaco.........................................................................200
Transplante cardíaco heterotópico e cardiopulmonar........207
Suporte circulatório mecânico......................................................207

## CAPÍTULO 12. DISPOSITIVOS CARDÍACOS ELETRÔNICOS IMPLANTÁVEIS ........................................209
Introdução à estimulação cardíaca...............................................211
Marcapassos..........................................................................................215
Conceitos básicos da estimulação cardíaca..............................217
Indicações para o implante do marcapasso............................. 220
Cardioverssores-desfibriladores automáticos implantáveis (CDI)..............................................................................226
Ressincronizadores............................................................................228

## BIBLIOGRAFIA..................................................................................233

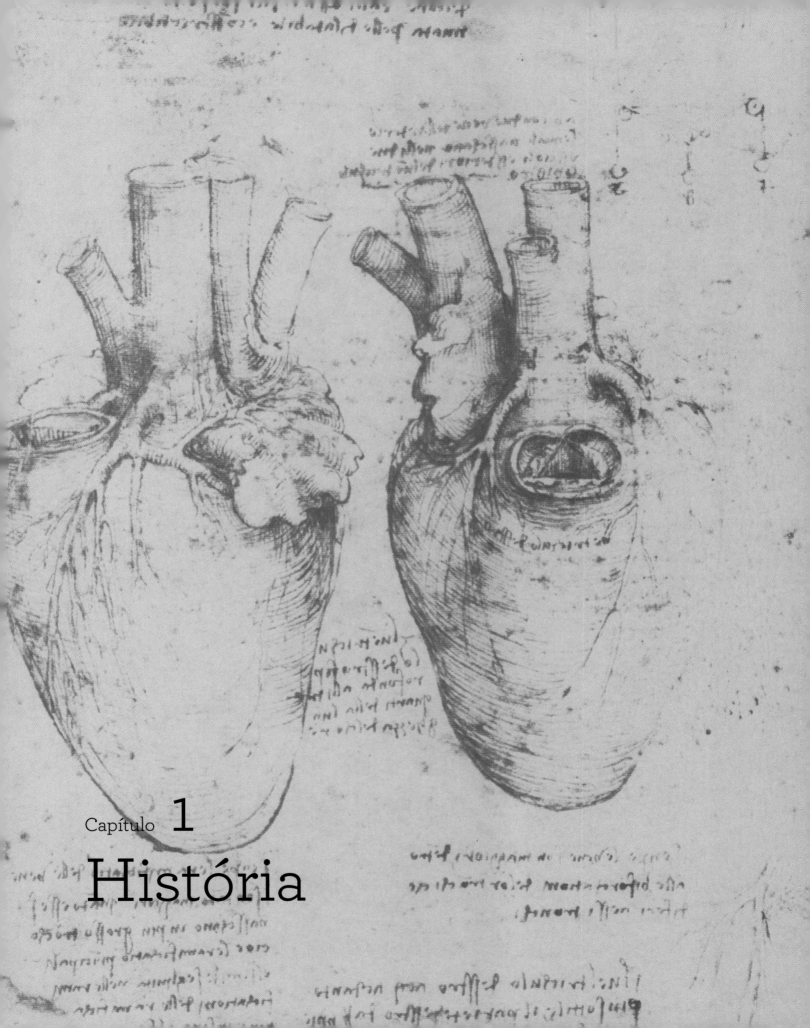

Capítulo 1
# História

A história da cirurgia cardíaca teve início em 1896 quando Ludwig Rhen, na Alemanha, reparou com sucesso um ferimento do coração. Essa operação teve uma repercussão maior ainda do que seria esperado porque os cirurgiões da época, influenciados por Theodor Billroth, de Viena, e Stephen Paget, de Londres, consideravam que o coração era um órgão inatingível pela cirurgia. Muitos outros casos de suturas de ferimentos cardíacos com sucesso foram relatados nas primeiras décadas do século passado, mas tentativas de correção de lesões valvares dentro do próprio coração resultaram em insucesso na maioria dos casos.

Na realidade, a abordagem cirúrgica dos grandes vasos que entram no coração e dele saem, e do próprio coração, somente passou a ser feita de rotina e com segurança a partir do grande desenvolvimento que teve a cirurgia torácica intrapleural na década de 1930. Se ressecções pulmonares e esofágicas podiam ser feitas com baixo risco, era evidente que o próximo passo seria a cirurgia do canal arterial, da coarctação da aorta e do próprio coração. O progresso da cirurgia torácica e o início da cirurgia cardíaca fechada nessa época se deveram menos a notáveis avanços de técnica cirúrgica do que ao desenvolvimento da entubação traqueal e ventilação mecânica no trans e pós-operatório, da transfusão de sangue e dos agentes antimicrobianos.

Uma inovação essencial ao futuro desenvolvimento da cardiologia e da cirurgia cardíaca foi dada por Werner Forssmann em 1929. Trabalhando como interno em um hospital alemão, esse jovem médico buscava uma técnica de injeção de drogas no coração em casos

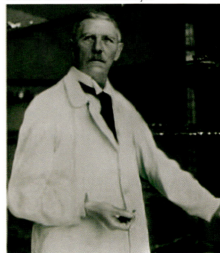

Ludwig Rhen, na Alemanha, reparou com sucesso um ferimento do coração

de emergência. Introduzindo um cateter por uma veia de seu próprio braço, colocando-se atrás de uma tela fluoroscópica e olhando por um espelho, ele foi capaz de demonstrar que o cateter se encontrava no interior do seu próprio coração. Assim o cateterismo cardíaco passou a fazer parte dos procedimentos médicos e sua aplicação para estudos fisiológicos foi feita por A. Cournand e D. W. Richards Jr., o que levou esses pesquisadores e o próprio Forssmann ao Prêmio Nobel de Medicina em 1956. O passo seguinte foi a utilização do cateterismo cardíaco a fim de injetar contraste radiopaco dentro do coração e dos grandes vasos, o que permitiu a visualização da anatomia interna, técnica conhecida como angiografia. O cateterismo cardíaco permitiu o delineamento anatômico e fisiológico do coração, e dos grandes vasos sistêmicos e pulmonares, tornando-se o elo mais importante entre os cardiologistas e os cirurgiões para a formação da equipe necessária ao desenvolvimento da cirurgia cardíaca. A partir de então, clínicos e cirurgiões também requisitariam, para compor o "time", químicos, físicos, eletricistas, bioquímicos e biólogos. A cirurgia cardíaca, mais que qualquer outra especialidade médica, deve seu desenvolvimento ao esforço de um consórcio de homens. Atribui-se também seu desenvolvimento mais a extenuantes trabalhos de laboratório do que ao brilhantismo e a habilidade individuais dos cirurgiões.

A etapa inicial da história da moderna cirurgia cardíaca foi constituída por um grupo de operações realizadas nos grandes vasos que entram e saem do coração ou no interior do próprio coração através da introdução do dedo ou de instrumentos. A esse grupo de operações se chamou, e ainda se chama, Cirurgia Cardíaca Fechada, haja vista o coração continuar funcionando normalmente, mantendo a circulação do sangue por todo o corpo.

As primeiras dessas operações foram a ligadura do canal arterial persistente, realizada por Robert Gross, em 1938, em Boston, e a correção da coarctação da aorta, feita por Clarence Crafoord, na Suécia, em 1944. Essas operações rapidamente se popularizaram e tornaram-se procedimentos de rotina. Também em 1944, Alfred Blalock, cirurgião do Hospital Johns Hopkins, em Baltimore, realizou a anastomose da artéria subclávia com a artéria pulmonar a fim de aumentar o fluxo de sangue para os pulmões em crianças com tetralogia de Fallot ou com outras cardiopatias congênitas cianóticas. Essa operação passou a ser denominada operação de Blalock-Taussig, por ter sido a Dra. Helen Taussig, cardiologista pediátrica do mesmo hospital, a idealizadora do procedimento. A operação de Blalock-Taussig representou um marco notável na cirurgia cardíaca, visto que, pela primeira vez, crianças de todo o mundo, portadoras de cardiopatias congênitas cianóticas, puderam ser tratadas. Outras variantes de anastomoses sistêmico-pulmonares foram posteriormente descritas.

Outra operação, realizada nos grandes vasos com a finalidade de melhorar a oxigenação nas cardiopatias congênitas cianóticas, consistia na anastomose da veia cava superior com a artéria pulmonar direita, conhecida como operação de Glenn, pois foi William Glenn, nos Estados Unidos, o responsável pela realização clínica da técnica. Diversas modificações da técnica original de Glenn foram depois propostas.

O ataque direto ao interior do coração teve início com a cirurgia da estenose mitral desenvolvida simultanea e independentemente por Charles Bailey, da Filadélfia; Dwight Harken, de Boston; e, Russel Brock, de Londres. A técnica, de início, consistia na introdução do dedo indicador através da aurícula esquerda, com o qual se fraturavam as comissuras soldadas. Depois se desenvolveram valvulótomos, introduzidos pela ponta do ventrículo esquerdo. A comissurotomia mitral fechada teve ampla divulgação e passou a ser praticada em grande escala em todo o mundo. Somente com o desenvolvimento da circulação extracorpórea, anos mais tarde, essa operação foi sendo abandonada.

O sucesso da abertura da valva mitral tornou inevitável que se desenvolvessem técnicas de dilatação de outras valvas cardíacas. A mais popular foi a dilatação da valva pulmonar pela introdução de um dilatador através da parede anterior do ventrículo direito, operação descrita independentemente por Russel Brock e Holmes Sellors, de Londres.

Nessa época da cirurgia cardíaca fechada, muitas operações foram engenhosamente descritas para o tratamento de cardiopatias congênitas, doenças valvares, obstrução coronária e aneurismas da aorta, mas a verdade é que nenhuma delas chegou a ser introduzida na prática cirúrgica diária, como o foram a ligadura do canal arterial, a ressecção da coarctação da aorta, as operações de Blalock-Taussig e de Glenn, a comissurotomia mitral e a valvotomia pulmonar fechada.

Durante a década de 1940 e início da década de 1950, era evidente que a cirurgia cardíaca só alcançaria um grande desenvolvimento quando se criassem técnicas que permitissem a interrupção ou desvio da circulação, a abertura do coração sem a produção de hemorragia catastrófica e a correção das lesões sob visão direta. Pesquisas realizadas simultaneamente em diversos centros resultaram no emprego da hipotermia, da circulação cruzada e da circulação extracorpórea.

Em 1950, Wilfrid Bigelow, de Toronto, descreveu as bases experimentais para o emprego da hipotermia em cirurgia cardíaca. Ele demonstrou que o abaixamento da temperatura corporal produzia uma diminuição do consumo de oxigênio pelos tecidos, e que a 20°C os cães suportavam muito bem a interrupção da circulação por 15 minutos. Isso levou F. John Lewis e Mansur Taufic, em Minnesota, em 1952, a realizarem, com auxílio de hipotermia, a correção com sucesso de uma comunicação interatrial, primeira operação na história realizada no interior do coração sob visão direta. A técnica de interrupção circulatória por oclusão venosa, com auxílio de hipotermia de superfície, foi largamente empregada em todo o mundo para correção da comunicação interatrial e da estenose pulmonar, mas teve vida curta, visto que logo surgiria a circulação extracorpórea.

Do ponto de vista histórico, um marco importante na cirurgia cardíaca foi a utilização, por Walton Lillehei e colaboradores, da Universidade de Minnesota, da circulação cruzada, técnica na qual a circulação de uma criança era conectada a de um adulto, geralmente o pai ou a mãe do infante. O "doador" recebia, para oxigenar, o sangue venoso da criança, e o sangue já oxigenado era devolvido num fluxo predeterminado por uma bomba intercalada entre os dois seres vivos. Com essa técnica, Lillehei operou 32 crianças com cardiopatias complexas, das quais 25 sobreviveram.

O passo seguinte, e o mais significativo na história da cirurgia cardíaca, foi o desenvolvimento da circulação extracorpórea (CEC), técnica na qual o sangue venoso é desviado para um oxigenador e devolvido, sob pressão, à circulação sistêmica. No início da década de 1950, vários cirurgiões trabalhavam no desenvolvimento da máquina

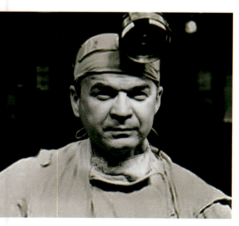

Walton Lillehei, pioneiro de cirurgia cardíaca

coração-pulmão artificial. Coube a John Gibbon, da Filadélfia, o mérito de ter utilizado a CEC, com sucesso, pela primeira vez, em 6 de maio de 1953, para corrigir uma comunicação interatrial.

A partir de então, a CEC foi sendo progressivamente aperfeiçoada graças, sobretudo, ao trabalho de um grupo de cirurgiões e pesquisadores da Universidade de Minnesota e da Clínica Mayo. O desenvolvimento da cirurgia cardíaca após o estabelecimento das bases da CEC constitui uma das páginas mais edificantes da história da medicina e o maior exemplo de incorporação do desenvolvimento tecnológico por uma especialidade médica.

Enfim, para citar apenas as grandes manchetes desse progresso, desenvolveram-se oxigenadores e circuitos de perfusão eficientes, enxertos arteriais plásticos, próteses valvares mecânicas e biológicas, marcapassos cardíacos inteligentes, técnicas seguras de hipotermia profunda e parada circulatória, métodos apropriados de preservação miocárdica, aparelhos de monitorização e de suporte intra e pós-operatório, a cirurgia de revascularização miocárdica, o transplante de coração e aparelhos de suporte mecânico da circulação.

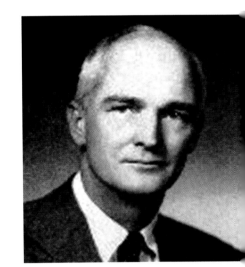

John Gibbon, pioneiro da circulação extracorpórea

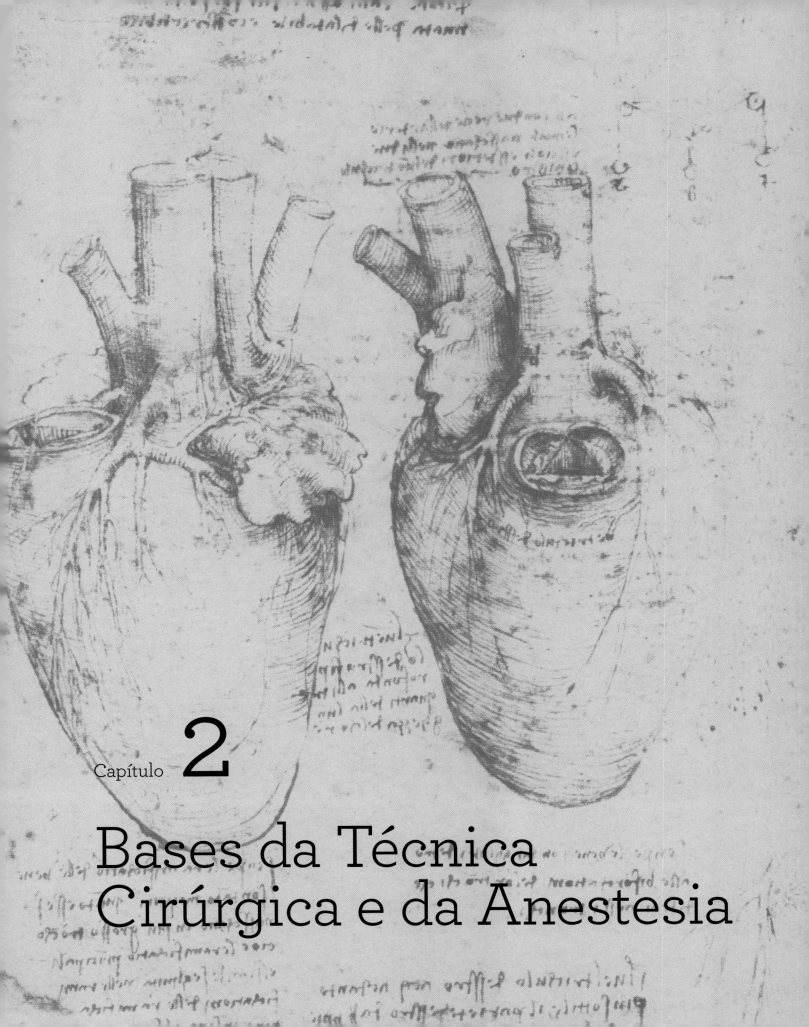

Capítulo 2

Bases da Técnica Cirúrgica e da Anestesia

# MONITORIZAÇÃO TRANSOPERATÓRIA

Após colocação das placas para obtenção do eletrocardiograma, da indução anestésica e da entubação orotraqueal, a monitorização transoperatória segue 4 etapas:

1 – Monitorização da pressão arterial
2 – Cateterização venosa central
3 – Medição do débito urinário
4 – Monitorização da temperatura corporal

### 1 – Monitorização da pressão arterial

A cateterização de uma artéria tem por finalidades a monitorização contínua da pressão arterial e a coleta de amostras de sangue para gasometria e análises bioquímicas durante o trans e o pós-operatório imediato.

A artéria mais utilizada é a artéria radial devido, sobretudo, à facilidade técnica da punção e do baixo índice de complicações. Outras artérias que também podem ser utilizadas são as artérias umeral e a femoral.

### 2 – Cateterização venosa central

A cateterização venosa central tem, como objetivos, a monitorização da pressão venosa central (PVC) e o acesso a veias mais calibrosas que permitam rápida reposição volêmica, administração de drogas, além da obtenção de amostras de sangue para análises bioquímicas sem a necessidade de punções repetidas. Atualmente, a técnica mais utilizada é a punção da veia subclávia e a introdução de um cateter de duplo ou tríplo lúmen. Outras técnicas incluem a punção da veia jugular interna e da veia femoral. As punções venosas centrais, quando realizadas por pessoa treinada, apresentam taxa de morbimortalidade baixa (0,5 a 2%).

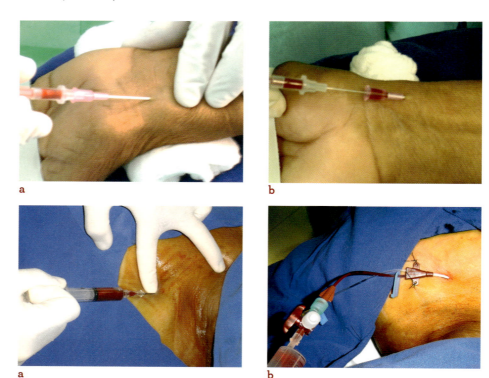

**Figura 1:** Técnica de cateterização por punção da artéria radial para monitorização da pressão intra-arterial

**Figura 2:** Técnica de cateterização por punção da veia subclávia para iserção de um cateter de duplo lúmen

### 3 – Medição do débito urinário

A medição do débito urinário é obtida pela cateterização vesical com sonda de Foley. O débito urinário é uma forma de se avaliarem indiretamente o débito cardíaco e a função renal.

### 4 – Monitorização da temperatura corporal

A monitorização da temperatura corporal é muito importante no transoperatório de cirurgia cardíaca e é obtida pela introdução na nasofaringe, através do nariz ou da boca, de um termômetro. A temperatura retal também pode ser utilizada.

# PRINCÍPIOS DE ANESTESIA

Ana Cíntia Carneiro Leão

O planejamento da anestesia para cirurgia cardíaca leva em consideração a ação dos anestésicos sobre o sistema cardiovascular para obter o perfil hemodinâmico desejável, individualizado de acordo com a fisiopatologia da doença e com o procedimento proposto. Envolve a combinação de drogas anestésicas, vasoativas, inotrópicas e estratégias ventilatórias e de reposição volêmica.

## OBJETIVOS HEMODINÂMICOS

Doença Arterial Coronariana – Na revascularização miocárdica, o objetivo é prevenir isquemia e diminuir a incidência de infarto perioperatório. Esse alvo é alcançado pela otimização da oferta e controle do consumo de oxigênio miocárdico (MVO2).

Aumentos do MVO2 ocorrem por elevação da frequência cardíaca (FC), da contratilidade e da tensão de parede. No coronariopata, reduções desses parâmetros são desejáveis, desde que não impliquem em queda da pressão de perfusão. A tensão de parede depende da pré-carga e da pós-carga, aumentando em situações de hipertensão e distensão ventricular. A oferta miocárdica de oxigênio depende do conteúdo arterial de oxigênio (concentração de hemoglobina X saturação de O2 X 1,34), e do fluxo sanguíneo coronariano. O conteúdo arterial de O2 é geralmente bem-mantido no intraoperatório. O fluxo sanguíneo coronariano depende do tempo diastólico disponível para perfusão (inversamente proporcional à FC), da pressão de perfusão coronariana, do tônus vascular coronariano e da presença de obstruções intraluminais.

A pressão de perfusão coronariana consiste na diferença entre a pressão diastólica na aorta (Ao) e a pressão final de enchimento do VE. Queda na pressão arterial diastólica e aumentos na pressão intraventricular dificultam a perfusão.

O tônus das arteríolas miocárdicas é regulado pela demanda metabólica, que permite aumento do suprimento por vasodilatação. Essa reserva coronariana gera aumentos de 3-5 vezes no fluxo sanguíneo intramiocárdico para uma mesma pressão de perfusão. Em situações de obstrução de artérias epicárdicas, o fluxo basal das arteríolas miocárdicas é garantido por vasodilatação máxima. Essa baixa reserva faz com que pequenos aumentos de demanda levem à isquemia, sendo crítico o controle do consumo, já que a obstrução só poderá ser melhorada cirurgicamente. Obstruções intraluminais severas podem causar isquemia de suprimento no intraoperatório, sem qualquer alteração de FC, pressão arterial ou pressão de enchimento ventricular.

Assim a estratégia hemodinâmica do paciente coronariopata seria FC baixa, ventrículos sem sobrecarga de volume (coração pequeno) e otimização de pressão arterial diastólica. Depressão discreta da contratilidade pode ser benéfica, desde que o paciente apresente fração de ejeção normal, ou seja, que não resulte em hipotensão. Hipotensão tende a ser mais deletéria que hipertensão, independente da FC.

A cirurgia sem circulação extracorpórea (CEC) merece considerações especiais. Essa técnica foi desenvolvida com o intuito de reduzir a morbidade associada à CEC, principalmente o risco da canulação e pinçamento aórtico na presença de placas de aterosclerose. Quando essa técnica começou a ser realizada, precisava-se promover bradicardia intensa para facilitar a manipulação cirúrgica. Essa exigência diminuiu com o desenvolvimento de estabilizadores epicárdicos que facilitam a imobilização no local das anastomoses. Atualmente, alguns cuidados ainda devem ser observados. Durante o deslocamento do coração pode haver queda da pressão arterial. A infusão de volume e o posicionamento do paciente em céfalo-declive geralmente contornam essa situação. Antes da oclusão da coronária pelo cirurgião é interessante elevar a pressão de perfusão. A administração de um vasopressor pode ser necessária, preferencialmente um α-agonista, por não causar taquicardia. Oclusão coronária, principalmente direita, pode resultar em bradicardia, devendo o marcapasso estar prontamente disponível. A observação constante do campo operatório e a comunicação com o cirurgião são essenciais nesse procedimento.

Estenose Aórtica – O estreitamento progressivo do orifício valvar submete o VE a uma sobrecarga de pressão que resulta em hipertrofia ventricular concêntrica. A contratilidade geralmente é preservada, mas a complacência diastólica diminui. O ventrículo pouco complacente é sensível à depleção de volume, tem volume de ejeção relativamente fixo e débito cardíaco (DC) dependente da FC. Sua rigidez faz com que a contribuição da contração atrial para o seu enchimento seja fundamental.

Para assegurar o volume sistólico, deve-se manter o enchimento adequado do VE e preservar o ritmo sinusal. Arritmias supraventriculares causam deterioração hemodinâmica rápida, exigindo cardioversão imediata.

A densidade capilar não acompanha adequadamente uma hipertrofia concêntrica acentuada, tornando o miocárdio susceptível à isquemia mesmo na ausência de doença coronariana. Taquicardia pode desencadear isquemia por aumento de $MVO_2$ e bradicardia também, por queda do DC.

A estratégia hemodinâmica indicada seria enchimento adequado (coração cheio), pressão normal, rítmo sinusal e a frequência cardíaca estável. Apesar da pós-carga ser relativamente fixa, a vasodilatação arterial deve ser evitada por comprometer a perfusão coronariana.

Insuficiência Aórtica – A incompetência da válvula faz com que o VE seja submetido à sobrecarga de volume, pois passa a receber o sangue proveniente do átrio somado ao fluxo regurgitante da Ao. O aumento gradual da câmara acomoda o volume e induz à hipertrofia da parede para compensar o aumento de tensão, padrão denominado hipertrofia excêntrica. Como a pós-carga está cronicamente reduzida por causa da baixa pressão diastólica, deficiências de contratilidade não geram sintomas. O fluxo regurgitante é proporcional à duração da diástole, ao tamanho do orifício da válvula aórtica e à diferença de pressão entre o VE e a Ao.

Como estratégia hemodinâmica indica-se coração com pré-carga elevada e discretamente taquicárdico, para reduzir o refluxo e aumentar pressão diastólica na Ao. Deve-se evitar bradicardia, por predispor à distensão ventricular, e aumentos da resistência vascular periférica, que dificultam o fluxo anterógrado.

Estenose Mitral – A obstrução ao esvaziamento do átrio esquerdo (AE) tem repercussões proximais e distais à válvula mitral. Distalmente não há sobrecarga de volume ou pressão para o VE, mas pode haver comprometimento em seu enchimento. No nível proximal ocorre aumento progressivo da pressão de AE, que se reflete na circulação pulmonar. Congestão pulmonar e aumento do trabalho respiratório são observados inicialmente e hipertensão pulmonar e disfunção de VD em fases mais tardias.

A magnitude das alterações proximais depende do tamanho do orifício valvar, do fluxo através da válvula e do tempo diastólico. Aumentos agudos do gradiente transvalvar são observados por encurtamento da diástole ou elevação do fluxo (aumento do DC). O edema agudo do pulmão (EAP) costuma ser desencadeado por gravidez, tireotoxicose, infecção e arritmias. A predisposição à fibrilação pela dilatação do AE é um risco comum e pode desencadear paradoxalmente EAP com VE relativamente vazio, exigindo controle imediato da taquicardia como tratamento.

O manuseio anestésico da estenose mitral exige prevenção da taquicardia através de plano anestésico profundo, seleção de drogas não taquicardizantes e manutenção pré-operatória de digital e β-bloqueadores. Aumentos da resistência vascular pulmonar podem agravar disfunção ventricular direita. Devem-se evitar hipóxia, hipercarbia, acidose, superficialização de plano anestésico, que são causas comuns de vasoconstricção pulmonar intraoperatória.

Insuficiência Mitral – A regurgitação mitral faz com que o sangue ejetado pelo VE se divida entre o AE e a Ao e, ao retornar do AE, determine sobrecarga de volume no VE. Ocorre aumento da complacência atrial e ventricular, sem aumentos significativos da pressão dessas câmaras. A pós-carga do VE encontra-se cronicamente reduzida já que o AE passa a funcionar como uma câmara de despressurização. Pode haver comprometimento progressivo da contratilidade sem sintomatologia.

Nos casos agudos, a ausência dessa adaptação pode desencadear EAP e exigir cirurgia de urgência.

O volume de regurgitação depende do tamanho do orifício, do tempo disponível para o fluxo retrógrado e do gradiente de pressão através da válvula. O tamanho do orifício de regurgitação é proporcional ao enchimento ventricular, que pode ser reduzido por queda do retorno venoso e taquicardia. Taquicardia também diminui o tempo disponível para regurgitação. Redução da pós-carga facilita o fluxo anterógrado.

A seleção de anestésicos vasodilatadores e taquicardizantes proporciona a condição hemodinâmica ideal. O dano miocárdico oculto costuma se manifestar na saída de CEC, exigindo suporte inotrópico e vasodilatadores.

## SELEÇÃO DE DROGAS ANESTÉSICAS

O principal fator que governa a seleção de drogas anestésicas é a reserva cardiovascular do paciente. O desenvolvimento de novas drogas permitiu somar estabilidade cardiovascular com curta duração. Drogas de ação mais curta ajudam a alterar o plano anestésico mais rapidamente e obedecem ao conceito atual de fast-track – conjunto de medidas que permitem recuperação precoce, extubação mais rápida, menor tempo em UTI e menor custo.

**Benzodiazepínicos** – O midazolam é bastante utilizado como medicação pré-anestésica por ser ansiolítico, e durante a CEC, pelo alto poder de provocar amnésia. A indução com diazepam é suave e garante grande estabilidade hemodinâmica, mas vem sendo substituído pelo midazolam ou etomidato por apresentarem meia vida mais curta.

**Opióides** – Continuam sendo a base da anestesia para cirurgia cardíaca por não possuirem efeito inotrópico negativo e serem efetivos no bloqueio das respostas autonômicas e de estresse cirúrgico. O uso de altas doses de opióides de longa duração vem sendo substituído por anestesia balanceada, com doses menores de opióides combinados a anestésicos inalatórios ou propofol. Em altas doses causam bradicardia, efeito nem sempre indesejável. Não foi demonstrada superioridade entre o uso de fentanil, sufentanil ou infusão contínua de alfentanil e remifentanil.

Halogenados – Mesmo agentes mais modernos, como o isoflurano e o sevoflurano, provocam redução dose-relacionada da contratilidade e da resistência vascular periférica. O isoflurano também provoca taquicardia. Esses efeitos podem ser contrabalanceados com o uso de doses mais baixas em combinação com opióides. São amplamente utilizados na manutenção anestésica pela fácil titulação. Recentemente, tem sido dada ênfase à possível proteção miocárdica oferecida pelos halogenados, através do mecanismo de pré-condicionamento isquêmico.

Etomidato – É um hipnótico utilizado na indução anestésica. Tem início rápido, curta duração e mínima influência hemodinâmica. Indicado principalmente quando há disfunção ventricular importante.

Propofol – É um hipnótico utilizado na indução e na manutenção da anestesia através de infusão contínua. Determina queda significativa da resistência vascular sistêmica e diminuição da pressão arterial relacionada a dose e velocidade de infusão. Exige cuidado e titulação em pacientes hipovolêmicos e com disfunção ventricular.

## CONDUTA INTRAOPERATÓRIA

O preparo da sala de cirurgia antes da chegada do paciente é realizado rotineiramente. Envolve teste do aparelho de anestesia, disponibilização do material para manuseio das vias aéreas, diluição de drogas anestésicas, vasoativas e de urgência.

Na fase pré-indução é importante o controle adequado da ansiedade do paciente. A administração de medicação pré-anestésica e esclarecimento prévio sobre o procedimento costumam ser efetivos. Frequentemente, utiliza-se um benzodiazepínico por via oral antes do transporte para o centro cirúrgico, exceto em pacientes com baixa reserva cardiorrespiratória, quando a administração de sedativos exige supervisão do anestesiologista.

Antes da indução anestésica, realiza-se inserção de cânula venosa de grosso calibre sob anestesia local e monitorização básica com eletrocardiograma, oximetria de pulso, pressão arterial não invasiva ou invasiva. A inserção pré-indução do cateter arterial ou venoso central depende da gravidade do paciente e consequente risco de instabilidade hemodinâmica.

A seleção de drogas de indução, dose e velocidade de injeção depende da reserva cardiovascular do paciente e do perfil hemodinâmico desejado. Envolve a combinação de um analgésico (opióde), um hipnótico (benzodiazepínico, etomidato ou propofol) e um relaxante neuromuscular. A manutenção da anestesia pode ser feita com halogenados ou propofol em infusão contínua e opióides. Devem-se promover analgesia, inconsciência e supressão das respostas autonômicas e endócrino-metabólicas.

A anestesia para cirurgia cardíaca caracteriza-se por alternar momentos de estimulação intensa, como intubação da traqueia e esternotomia, com momentos de estimulação mínima, como monitorização, preparo de campos e dissecções. Pode ser necessário alterar profundidade anestésica ou até mesmo administrar vasoconstrictores para evitar hipotensão. A antecipação das necessidades de cada fase é fundamental para garantir a estabilidade hemodinâmica.

Na fase que antecede a instalação da CEC, a manipulação cardíaca para a canulização arterial frequentemente causa hipotensão. Arritmias como fibrilação atrial também não são incomuns.

Após heparinização e instituição completa da CEC, a ventilação dos pulmões é interrompida. As necessidades anestésicas diminuem, se for usada hipotermia sistêmica, e retornam ao normal durante reaquecimento. A administração de anestésicos venosos no circuito da CEC ou de anestésicos inalatórios através de vaporizador adaptado ao oxigenador da bomba garante a anestesia nesse período.

A interrupção da CEC ocorre após reparo cirúrgico completo, reaquecimento gradual, respeitando gradiente de 10° entre o paciente e a bomba e normalização laboratorial. Parâmetros ácido-básicos e dosagens de eletrólitos como potássio e cálcio podem exigir correção. Reinicia-se a ventilação dos pulmões após avaliação da complacência pulmonar, frequentemente diminuída durante a CEC, o que exige manobras de recrutamento alveolar.

A função cardíaca será avaliada a partir de dados da monitorização e inspeção direta do coração. Observa-se contratilidade, ritmo e enchimento ventricular.

Os problemas de ritmo estão associados a distúrbios eletrolíticos, presença de êmbolos de ar coronarianos e edema ou lesão das vias de condução intracardíacas, podendo exigir uso de marcapasso temporário.

O desempenho cardíaco inadequado requer ajustes de pré-carga e suporte com inotrópicos e vasodilatadores. A identificação de sua etiologia facilita o manejo, podendo estar relacionado à ventriculotomia, proteção miocárdica inadequada, lesão de reperfusão, defeitos estruturais não corrigidos ou distúrbios eletrolíticos.

Após a saída de CEC realiza-se a reversão da heparina com protamina, a revisão das linhas de sutura, a hemostasia cirúrgica e fechamento do paciente. A protamina é administrada na proporção de 5000 U para cada 1000 U de heparina utilizada. Doses de reforço podem ser necessárias de acordo com o tempo de coagulação ativado (TCA). Esse período exige vigilância contínua, controle de desequilíbrios ácido-básicos e eletrolíticos e reposição volêmica e de hemoderivados

O transporte do paciente para a Unidade de Terapia Intensiva é um período com grande potencial para instabilidade hemodinâmica. Ocorrem mudanças de decúbito, estimulação e superficialização dos níveis de sedação e risco de interrupção na administração de drogas vasoativas quando utilizadas. Exige monitorização e acompanhamento pelo anestesiologista até transferência detalhada do caso para o intensivista.

# TORACOTOMIAS

As vias de acesso ao coração e grandes vasos incluem as seguintes toracotomias:

1 – Esternotomia mediana
2 – Toracotomia anterolateral (direita ou esquerda)
3 – Toracotomia posterolateral (direita ou esquerda)
4 – Toracotomia transversa

## 1 – Esternotomia mediana

A esternotomia mediana é a incisão mais frequentemente usada em cirurgia cardiovascular, haja vista permitir fácil acesso a todas as cavidades cardíacas e aos grandes vasos que entram no coração ou dele saem. Recentemente, várias formas de miniesternotomia vêm sendo realizadas com o intuito de diminuirem o trauma (cirurgia minimamente invasiva).

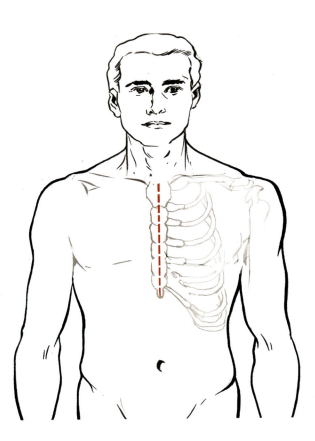

**Figura 3:** Esternotomia mediana

## 2 – Toracotomia anterolateral

A toracotomia anterolateral direita permite excelente acesso para correção, com circulação extracorpórea, de lesões das valvas mitral e tricúspide e de defeitos do septo interatrial.

A toracotomia anterolateral esquerda é pouco utilizada atualmente para acesso do coração, mas permite a realização de pericardiectomia e acesso para cerclagem da artéria pulmonar.

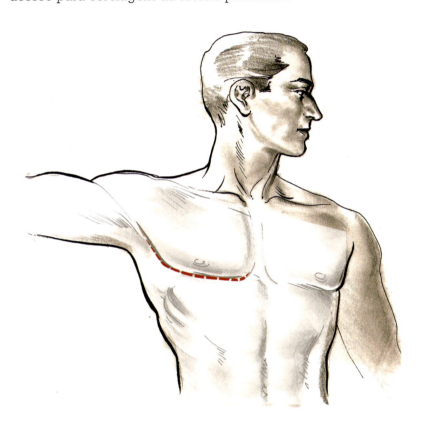

**Figura 4:** Toracotomia anterolateral direita

## 3 – Toracotomia posterolateral

A toracotomia posterolateral esquerda é a incisão utilizada não só para correção de coarctação da aorta e de persistência do canal arterial, mas também para a operação de Blalock-Taussig à esquerda. É também usada para a cirurgia dos aneurismas da aorta torácica descendente. Ela pode ser ampliada para o abdômen, sendo denominada toracofrenolaparotomia, nos casos de aneurismas toracoabdominais.

A toracotomia posterolateral direita é usada para as anastomoses tipo Blalock-Taussig ou de Glenn.

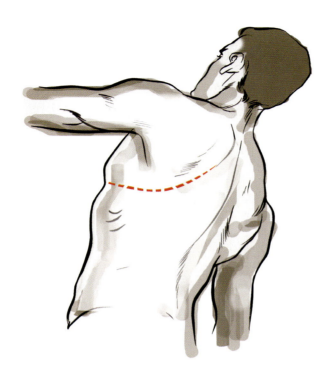

**Figura 5:** Toracotomia posterolateral esquerda

## 4 – Toracotomia transversa

A toracotomia transversa permite excelente acesso ao coração e a ambas as cavidades pleurais. Foi muito usada no início da cirurgia cardíaca, mas atualmente tem indicações limitadas, por exemplo, aneurismas envolvendo toda a aorta torácica e transplante cardiopulmonar.

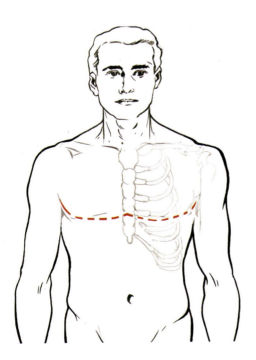

**Figura 6:** Toracotomia transversa bilateral

Capítulo 3

# Circulação extracorpórea. Hipotermia. Proteção miocárdica. Complicações.

# CIRCULAÇÃO EXTRACORPÓREA

A circulação extracorpórea (CEC) é um sistema artificial que permite a oxigenação do sangue venoso fora do organismo e sua propulsão de volta ao sistema arterial, mantendo-se a perfusão de todos os órgãos e tecidos, sem a participação dos pulmões e do coração.

Desde o início do século XIX, diversos pesquisadores trabalharam com a ideia de que o sangue poderia ser oxigenado artificialmente fora do corpo e de que órgãos poderiam ser perfundidos com bombas de infusão. Sem dúvida, uma contribuição importante foi a descoberta da heparina, em 1916, o que permitiu a circulação do sangue fora do organismo sem a formação de coágulos.

Basicamente, quando aplicada à cirurgia cardíaca, a CEC é feita pela drenagem do sangue das veias sistêmicas para um dispositivo, chamado oxigenador, onde o sangue libera $CO_2$ e capta $O_2$. Após passar pelo pulmão artificial, o sangue é impulsionado por uma bomba de volta ao sistema arterial do organismo. Assim, os pulmões e o coração não contêm sangue, exceto por uma pequena quantidade que atinge as veias pulmonares através das artérias brônquicas. Quando o coração está parado, esse sangue proveniente das artérias brônquicas é aspirado para o sistema de circulação extracorpórea.

Com a introdução na prática diária dos oxigenadores de membrana, modificou-se o tipo clássico de circuito extracorpóreo. O sangue venoso drena por gravidade não para o oxigenador, mas para um reservatório, e, daí, uma bomba o impulsiona para o oxigenador e do oxigenador de volta ao sistema arterial do organismo.

Mais recentemente, desenvolveu-se o que se convencionou chamar MiniCEC. Nesse tipo de circuito extracorpóreo, o sangue venoso é aspirado por uma bomba centrífuga, a qual impulsiona o sangue para o oxigenador e para o doente.

O sistema artificial que possibilita a realização da circulação extracorpórea chama-se Conjunto Coração-Pulmão Artificial e é formado pelos seguintes componentes: oxigenador, bomba arterial, aspiradores, tubos condutores do sangue e termopermutador.

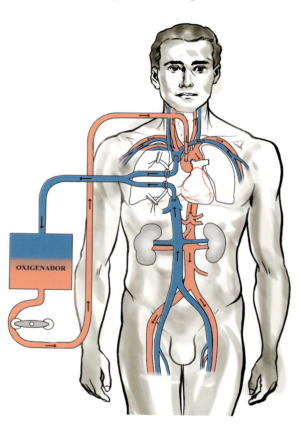

**Figura 7:** Esquema clássico da CEC no qual o sangue das veias cavas drena por gravidade para o oxigenador e, após ser oxigenado, retorna ao sistema arterial do paciente sendo impulsionado pela bomba arterial

## Oxigenador

O oxigenador é um dispositivo mecânico que possibilita as trocas de oxigênio, dióxido de carbono, vapor de água e gases anestésicos entre o sangue e a atmosfera adjacente.

As características ideais de um oxigenador incluem a capacidade de promover troca gasosa perfeita, de produzir pouco traumatismo ao sangue e de necessitar pequeno volume de enchimento.

Ao longo do desenvolvimento tecnológico dos oxigenadores, diversos tipos de dispositivos foram criados. De início, os oxigenadores não eram descartáveis, o que dificultava muito sua utilização. Dentre os oxigenadores usados no início da cirurgia cardíaca com CEC, destacaram-se os oxigenadores de disco e de película. Posteriormente, surgiram os oxigenadores de bolhas, que, por sua praticidade, passaram a ter a preferência da maioria dos cirurgiões. Atualmente, todos os oxigenadores disponíveis no mercado são do tipo membrana.

Nos oxigenadores de membrana, uma fina membrana hidrofóbica com alta permeabilidade gasosa é colocada entre o gás e o sangue. O sangue flui por um lado da membrana, e o gás pelo outro. Um gradiente de pressão é estabelecido de modo que a pressão parcial de oxigênio seja maior no gás do que no sangue, o que provoca a difusão de $O_2$ através da membrana para o sangue. Pelo mesmo princípio, o $CO_2$ difunde-se através da membrana para o gás ventilado.

Existem diversos tipos de oxigenadores de membrana, destacando-se os de membrana plana e os de membrana capilar. Os oxigenadores de membrana plana têm uma série de membranas retangulares, as quais separam as fases de sangue e gás. Os oxigenadores capilares possuem milhares de fibras ocas dentro das quais flui o sangue, enquanto o gás fica em contato com a região externa das fibras. Esse é o tipo de oxigenador mais utilizado atualmente.

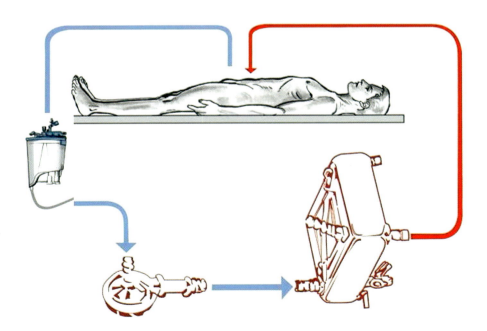

**Figura 8:** Com a utilização dos oxigenadores de membrana, o sangue venoso drena por gravidade para um reservatório e, daí, uma bomba aspira o sangue e o envia ao oxigenador e, ultimamente, ao paciente

## Bomba arterial

A bomba arterial é o componente do conjunto coração-pulmão artificial, que assegura a perfusão do paciente com sangue arterializado.

As características ideais da bomba arterial incluem a capacidade dela bombear até 6 litros de sangue por minuto; produzir pouco trauma aos elementos celulares e acelulares do sangue; permitir calibração exata do fluxo; possibilitar operação manual; e, terem superfície lisa e contínua nas partes em contacto com o sangue.

Diversos tipos de bombas foram fabricadas, porém as que continuam em uso clínico são a bomba rotatória e a bomba centrífuga.

A bomba rotatória é composta por roletes móveis, que comprimem um tubo (de látex, silicone ou tygon) que contém o sangue, impulsionando-o de forma contínua. O fluxo não é pulsátil. A mais utilizada é a de DeBakey, que possui dois roletes.

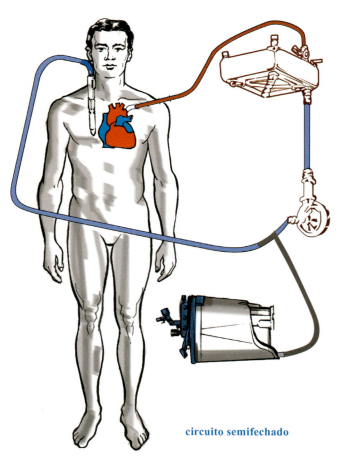

**Figura 9:** No sistema denominado MiniCEC, o sangue venoso é aspirado por uma bomba centrífuga sendo impulsionado a um oxigenador de membrana e, ultimamente, ao paciente. O reservatório é utilizado apenas para encher o sistema e para receber o sangue dos aspiradores

A bomba centrífuga compõe-se de um propelente de rotação rápida (cone concêntrico ou lâminas) dentro de um compartimento de sangue. O propelente determina que o sangue rode em alta velocidade no compartimento, e a força centrífuga impulsione o sangue para a frente quando este alcança o orifício de saída. Esse tipo de bomba é descartável, produz menor grau de hemólise e não bombeia acidentalmente grande quantidade de ar. Sua maior limitação é o custo.

### Aspiradores

Os aspiradores são pequenas bombas de roletes que aspiram o sangue do coração (descompressão) e do campo operatório, devolvendo-o ao reservatório do circuito de perfusão.

As características principais dos aspiradores são: a produção de leve traumatismo ao sangue e a possibilidade de sucção eficiente.

### Tubos condutores

Os tubos condutores do sangue são tubos confeccionados com cloreto de polivinila que conduzem o sangue entre o paciente e os diversos componentes da máquina coração-pulmão artificial.

Esses tubos têm como características a transparência, a não umidificação, a baixa tensão superficial, a inércia química, a trombo-resistência, a superfície interna lisa, a flexibilidade e a tolerância a altas temperaturas que permitam esterilização.

### Termopermutador

É o componente do circuito de perfusão, no qual circula água, sendo utilizado no controle da temperatura do paciente durante a CEC.

As funções do termopermutador são a redução da temperatura do sangue para induzir a hipotermia, o reaquecimento do sangue e a manutenção da temperatura em perfusões normotérmicas.

Existem dois tipos de termopermutador: o que é adicionado ao circuito de perfusão, e o que é incorporado ao oxigenador. Atualmente, a maioria dos oxigenadores já traz consigo o permutador de calor.

### Canulação

A conexão entre o paciente e a máquina coração-pulmão artificial é feita por cânulas introduzidas no coração, ou em vasos, e posteriormente conectadas aos tubos condutores do sangue. Antes da canulação, o paciente recebe heparina na dose de 3 a 5 mg/kg. Recomenda-se que o tempo de coagulação ativado seja superior a 480 segundos. Ao final da operação, a heparina é neutralizada com sulfato de protamina na proporção de 1/1.

A canulação arterial é quase sempre realizada na aorta ascendente e, quando, por qualquer razão, isso é desaconselhável, utilizam-se a artéria femoral, o tronco braquiocefálico ou a artéria subclávia.

A canulação venosa é feita em ambas as veias cavas ou, quando o lado direito do coração não vai ser aberto, pode-se utilizar cânula única em átrio direito. Em ocasiões especiais, canuliza-se a veia femoral.

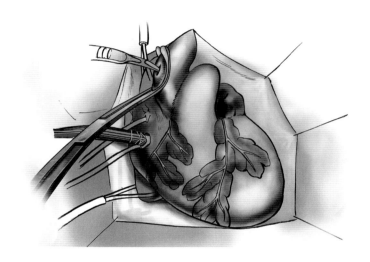

**Figura 10:** Técnica de canulação da aorta

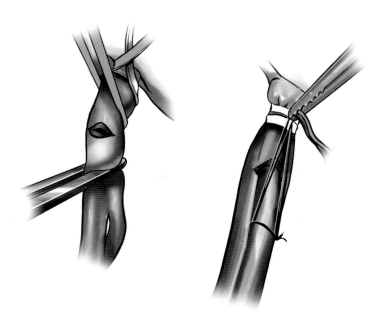

**Figura 11:** Técnica de canulação da artéria femoral

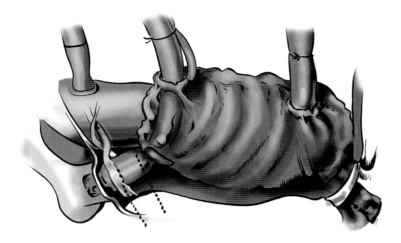

**Figura 12:** Técnica de canulação das veias cavas

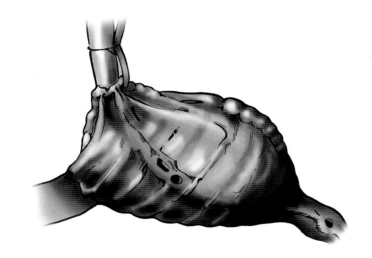

**Figura 13:** Técnica de canulação do átrio direito com cânula única

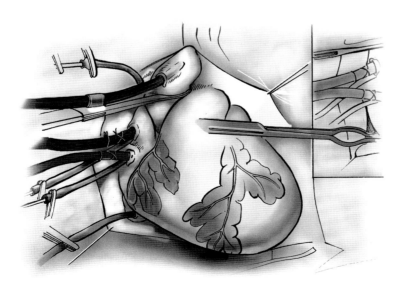

**Figura 14:** Canulação do coração completada para instalação da CEC: cânulas em aorta, veias cavas e aspirador colocado no átrio esquerdo

### Fisiologia

Perfusato é o líquido utilizado para o enchimento do oxigenador e do circuito de perfusão. A escolha do perfusato deve recair sobre uma solução que determine boa aceitação metabólica do paciente. Diversas soluções são utilizadas, como sangue e plasma fresco heparinizado, soro glicosado a 5% e Ringer lactato. Ao perfusato, adiciona-se usualmente manitol, antibióticos e antifibrinolíticos.

Pode-se realizar hemodiluição parcial ou total, mas é importante que o hematócrito seja mantido no mínimo entre 25 e 30%.

O fluxo arterial durante a circulação extracorpórea deve aproximar-se do débito cardíaco normal e dependerá do peso e da superfície corporal do paciente. Até 30 kg, o fluxo será de 2,6 ml/m2 SC/min, e acima de 30 kg de 2,4 ml/m2 SC/min. Esses valores são corrigidos de acordo com o nível de hipotermia. Baixando-se a temperatura, o fluxo diminui, pois as necessidades metabólicas também diminuem.

## HIPOTERMIA

Com relação à temperatura, existem dois tipos de perfusão: normotérmica, quando a temperatura é mantida em 36°-37°C, e hipotérmica, quando se abaixa a temperatura corporal. Considera-se que a hipotermia é leve quando a temperatura é abaixada até 30°; moderada quando a temperatura corporal fica entre 24° e 30°C, e profunda, quando a temperatura é abaixada a menos de 24°C.

A primeira evidência de que a hipotermia poderia ser útil à cirurgia cardíaca foi feita por Bigelow, em 1950, ao demonstrar que cães, a 20°C, poderiam ser reanimados após 15 minutos de interrupção circulatória. Lewis e Taufic, em 1953, aplicaram clinicamente a técnica de hipotermia de superfície para corrigir com sucesso uma comunicação interatrial. Sealy e cols., em 1958, combinaram pela primeira vez o emprego da CEC com hipotermia, e Drew, em 1959, descreveu a técnica de hipotermia profunda e parada circulatória.

A hipotermia reduz o consumo de oxigênio e aumenta a viabilidade tissular em caso de diminuição ou supressão do fluxo sanguíneo. Cedo, portanto, a hipotermia foi considerada como útil adjuvante em cirurgia cardiovascular.

A redução da necessidade de oxigênio cai para a metade aos 30°C, para 1/3 aos 25°C e para 1/5 aos 18°C.

O emprego da hipotermia em cirurgia cardíaca com CEC tem, como principais objetivos, a redução do fluxo arterial e a proteção do sistema nervoso central. Há muito se sabe que um dos principais efeitos deletérios da CEC decorre da embolização de microbolhas e de micropartículas de plaquetas e de fibrina. Esses fenômenos embólicos afetam o funcionamento de órgãos vitais do organismo. A redução do fluxo arterial visa a diminuir esse fenômeno de embolização. Outro objetivo importante é a proteção do sistema nervoso central, visto ser este órgão o de maior sensibilidade à falta de oxigênio.

A 30°C, o cérebro suporta 10 minutos de parada circulatória; a 28°C, 20 minutos; a 25°C, 30 minutos; a 20°C, 45 minutos; e, a 15°C, aproximadamente 1 hora.

Os efeitos da hipotermia são sentidos em todo o organismo. No sistema cardiovascular, há uma redução gradual da frequência cardíaca. Na fase inicial do esfriamento, há vasoconstricção devido à reação adrenérgica ao frio, mas abaixo dos 25°C, há perda do tônus vasomotor

Na hipotermia, ocorre aumento da viscosidade sanguínea e estase na microcirculação, sendo, portanto, benéfico que se faça hemodiluição, mantendo-se o hematócrito entre 25 e 30 %.

A hipotermia também inibe a dissociação do oxigênio da molécula da hemoglobina, dificultando sua liberação. A hipocapnia, sempre presente na fase de esfriamento, agrava essa situação, determinando hipoxia tissular.

Outras alterações presentes na hipotermia incluem acidose metabólica, alcalose respiratória, e hiperglicemia devido à inibição da secreção de insulina.

A hipotermia corporal pode ser induzida de duas maneiras: pela colocação de bolsas de gelo na superfície corporal após anestesia geral, chamada hipotermia de superfície, ou pelo abaixamento da temperatura através do termopermutador. Atualmente, a hipotermia de superfície é raramente utilizada.

A maioria dos cirurgiões utiliza circulação extracorpórea e hipotermia leve a moderada nas operações cardíacas de rotina. Como já foi mencionado, o objetivo principal desse procedimento é reduzir o fluxo arterial e diminuir o metabolismo corporal.

A CEC com hipotermia profunda é utilizada especialmente na cirurgia do arco aórtico e em pequenas crianças com defeitos congênitos complexos. Atualmente, prefere-se reservar a parada circulatória total para a cirurgia da aorta e para certos tipos de operações complexas, especialmente em pequenas crianças. Nas demais, hipotermia e baixo fluxo parecem ser a técnica de escolha.

## PROTEÇÃO MIOCÁRDICA

Com o estabelecimento da CEC, o coração continua batendo vazio, pois as artérias coronárias são perfundidas pelo fluxo da bomba. Ocorre que a maioria das operações no coração necessita que o órgão esteja parado e relaxado. A cardioplegia, ou seja a parada do coração, pode ser obtida pelo simples pinçamento da aorta ou pela indução de fibrilação ventricular. Contudo, tanto a parada anóxica em normotermia quanto a fibrilação ventricular, se prolongadas, trazem danos irreversíveis ao miocárdio. É necessário, portanto, o emprego de técnicas chamadas de proteção miocárdica.

O coração é um sincício. As fibras miocárdicas são ricas em mitocôndrias, realizam metabolismo oxidativo, são resistentes à fadiga, mas vulneráveis à isquemia e se regem pelas leis de Starling e Laplace.

Na realidade, o músculo cardíaco é um motor que transforma energia química em trabalho mecânico.

Quando o coração está perfundido, normalmente sua energia é produzida pela via aeróbia com liberação de 36 moles de ATP para cada mol de glicose metabolizada. Quando a aorta é clampeada, e o miocárdio torna-se isquêmico, o metabolismo torna-se anaeróbio, produzindo apenas 2 moles de ATP para cada mol de glicose.

O consumo da energia produzida depende do trabalho eletromecânico e da tensão da parede. O coração batendo ou fibrilando consome 6 ml de oxigênio por 100g de miocárdio por minuto. Esse consumo cai para 2ml se a temperatura for abaixada a 22°C. No coração parado, o consumo é de apenas 1ml a 37°C e de 0,3 a 22°C.

O desequilíbrio entre a oferta e o consumo de energia, quando faltam suprimentos de oxigênio e de substratos para os tecidos, leva ao dano isquêmico.

As consequências da isquemia incluem metabolismo anaeróbio insuficiente para manter a viabilidade celular, descarga local de catecolaminas, perda de potássio, acúmulo de sódio e de cálcio, não reciclagem do cálcio sarcoplasmático, despolarização da membrana celular, acidose e acúmulo de purinas.

Quanto mais prolongada a isquemia, maior a intensidade desses fenômenos.

A reperfusão também determina injúria celular devido a vários fatores, tais como: influxo de cálcio na célula, desperdício de oxigênio, destruição de membranas celulares, lavagem de precursores do ciclo de Krebs, edema intersticial e lesão do endotélio vascular.

Essas alterações da reperfusão produzem arritmias, diminuição da complacência ventricular, diminuição do débito cardíaco, miocárdio hibernante e "stone heart".

Será possível realizar operações com o coração parado sem isquemia ou alteração metabólica nos dias atuais? – É muito pouco provável. O que fazer? – Compreender da melhor maneira as alterações fisiopatológicas determinadas pela isquemia e tentar amenizá-las através da escolha de método de proteção miocárdica adequado.

Vários são os métodos de proteção miocárdica que podem ser utilizados.

O pinçamento intermitente da aorta, permitindo que a cada 15 ou 20 minutos o coração volte a ser perfundido, é uma técnica utilizada por alguns cirurgiões, mas sofre a crítica de ser insuficiente para restaurar o equilíbrio metabólico e poder determinar lesão de reperfusão.

A fibrilação ventricular prolongada é pouco utilizada atualmente, pois implica em elevado consumo de energia e produz edema intersticial.

A hipotermia tópica do coração, após pinçamento da aorta, desenvolvida por Shumway na Universidade de Stanford, promove para o miocárdio os benefícios já descritos da hipotermia, especialmente a redução do metabolismo e do consumo de oxigênio. Esse método é atualmente associado à solução cardioplégica.

A solução cardioplégica, rica em potássio, perfunde a circulação coronariana promovendo imediata parada do coração e preservando os fosfatos de alta energia.

A parada do coração através da infusão na raiz da aorta de sangue com potássio foi pela primeira vez descrita por Melrose, em 1955. Provavelmente, por ter usado citrato e uma dose elevada (200 mEq/l) de potássio, essa técnica não foi aprovada, tendo sido descritos casos de necrose miocárdica.

Gay e Ebert, em 1973, reviveram a aplicação do potássio como meio de parar o coração, usando uma solução cristaloide com apenas 20 mEq/l de K+.

Em 1977, Braimbridge documentou as vantagens da cardioplegia cristalóide comparando dois grupos de doentes e descreveu a solução tipo St. Thomas.

As finalidades da solução cardioplégica são: parar o coração imediatamente graças ao potássio nela existente; esfriar o miocárdio uma vez que a solução é infundida numa temperatura de 4 a 8°C; promover efeito tampão contra a acidose, já que nas diversas soluções sempre se adiciona bicarbonato de sódio ou THAM, e adicionar substratos para o metabolismo aeróbio e anaeróbio bem como drogas específicas para a estabilização da membrana.

A solução cardioplégica pode ser cristalóide gelada ou sanguínea, hipotérmica ou normotérmica. Na realidade, existe uma enorme variedade na composição das soluções cardioplégicas e na maneira de se realizar a proteção miocárdica.

A infusão da solução cardioplégica pode ser anterógrada, seja na raiz da aorta, seja nos óstios das artérias coronárias, ou retrógrada, infundida no seio coronário.

Essa infusão pode ser feita de forma intermitente ou contínua. Quando se realiza a forma intermitente, utiliza-se uma dose inicial de 300ml/m2SC, metade da qual é repetida a cada 20 ou 30 minutos.

Um dos aspectos mais controversos da cirurgia cardíaca diz respeito justamente ao emprego da solução cardioplégica. É discutível se ela deve ser cristalóide ou sanguínea, fria ou quente, intermitente ou contínua, anterógrada ou retrógrada. O correto é que cada cirurgião utilize o método que lhe pareça mais simples, porém ao mesmo tempo lhe proporcione os melhores resultados.

## COMPLICAÇÕES

Apesar do grande progresso no desenvolvimento tecnológico dos componentes da máquina coração-pulmão artificial, a circulação extracorpórea ainda determina uma série de alterações fisiopatológicas importantes.

Isso decorre de uma série de condições adversas, especialmente do sangue circular independentemente de controle fisiológico, de o fluxo não ser pulsátil, de a pressão intravascular estar fora das faixas normais, de ocorrer diluição e desnaturação de proteínas e de se introduzirem na corrente sanguínea materiais externos.

Alterações rotineiras incluem acidose metabólica, hipopotassemia e hemólise.

A circulação extracorpórea pode ainda provocar retenção e má distribuição de fluidos, disfunção de órgãos, embolia e sangramento.

Ativação dos elementos do sangue, muito especialmente do sistema de complemento afeta a permeabilidade capilar e o tônus vasomotor, provocando uma reação inflamatória geral.

Diversos tipos de complicações podem ocorrer: pulmonares, cardíacas, renais, hepáticas, neurológicas, hematológicas, vasculares e infecciosas. As mais frequentes são as complicações pulmonares, cardíacas, neurológicas e renais.

As complicações pulmonares incluem atelectasia, pneumotórax, hipoxemia, edema intersticial, situações que podem levar o paciente a insuficiência respiratória aguda.

As complicações cardíacas mais comuns são o síndrome de baixo débito e as arritmias.

Alterações neurológicas discretas, especialmente as cognitivas, que muitas vezes passam despercebidas, ocorrem num percentual elevado de pacientes. Alterações mais graves estão presentes em 2-3% dos doentes operados. As causas de lesão neurológica incluem embolia, hipoperfusão cerebral, problemas metabólicos, estados de baixo fluxo e hemorragia.

Finalmente, as complicações renais são causadas principalmente por embolias e estados de baixo fluxo.

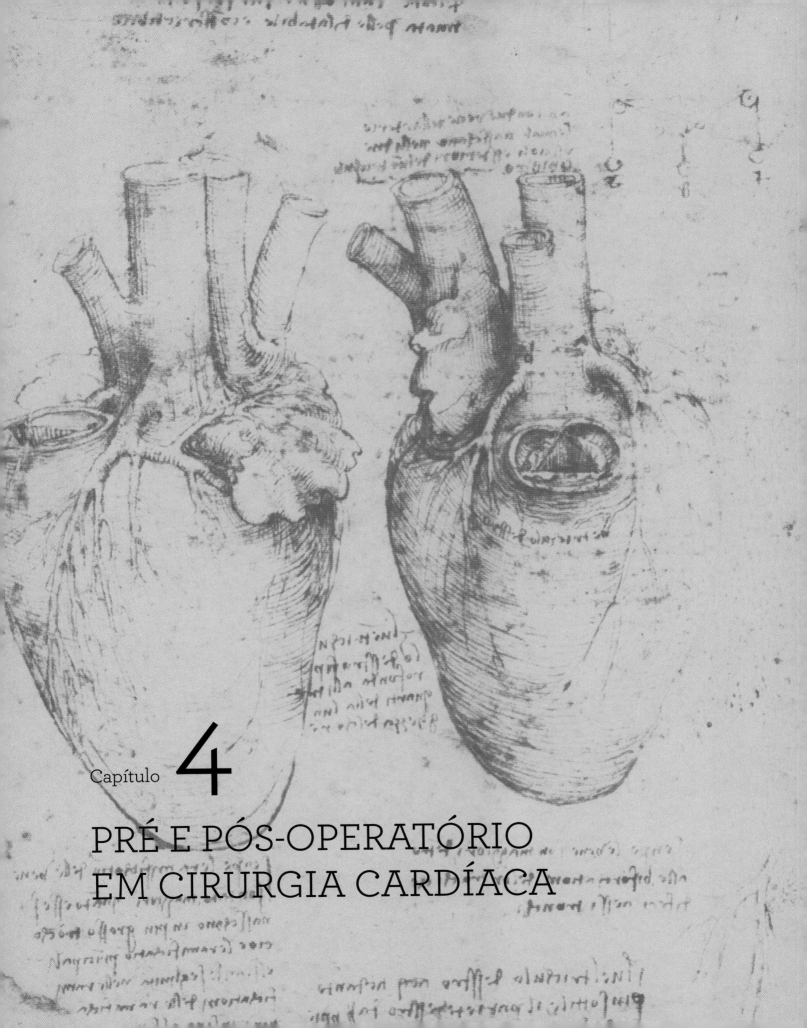

Capítulo 4

PRÉ E PÓS-OPERATÓRIO
EM CIRURGIA CARDÍACA

# PRÉ-OPERATÓRIO

Os princípios de pré-operatório na cirurgia cardiovascular envolvem diagnóstico, avaliação funcional, exames pré-operatórios de rotina e preparo do doente.

## I. Diagnóstico

De um modo geral, as afecções cirúrgicas cardiovasculares podem ser divididas em lesões orovalvares, defeitos congênitos, doença arterial coronária, cardiomiopatias e aneurismas e dissecções da aorta.

A base do diagnóstico em cardiologia inclui uma boa anamnese, exame físico completo, eletrocardiograma e radiografia do tórax em 3 posições (PA, OAD e OAE). Ressalte-se que esses procedimentos de diagnóstico, que vêm erroneamente sendo relegados a um plano secundário, especialmente depois do aparecimento do ecocardiograma, permitem o diagnóstico num bom número de casos. A indicação e o valor de cada método complementar de diagnóstico em cardiologia depende do tipo de doença.

Atualmente, nas lesões orovalvares, a ecoDopplercardiografia transtorácica e a transesofágica permitem o diagnóstico em praticamente todos os casos. Cateterismo cardíaco e cinecoronariografia são indicados apenas em pacientes com mais de 45 anos para se detectar eventual doença coronária associada.

Também nos defeitos congênitos, a ecoDopplercardiografia assumiu um papel relevante no diagnóstico e em muitos serviços a indicação cirúrgica é feita sem estudo hemodinâmico. De qualquer forma, o cateterismo cardíaco ainda é um importante meio de diagnóstico em cardiopatias congênitas, especialmente para avaliação da hipertensão e da resistência arteriolar pulmonar.

Na doença arterial coronária, os principais métodos de diagnóstico são: o teste ergométrico, a cintilografia miocárdica, a tomografia de multidetectores, e, evidentemente, a cinecoronariografia, procedimento indispensável para a indicação e o planejamento da cirurgia de revascularização miocárdica.

Nos pacientes portadores de miocardiopatia com indicação para transplante, o diagnóstico e a avaliação funcional são feitas através de ecoDoppler, estudo hemodinâmico, espiroergometria e cintilografia miocárdica. Ademais, é necessário traçar-se o perfil imunológico do paciente, através do painel linfocitário, e se afastar, através da sorologia, diversas doenças infecciosas.

Finalmente, nos aneurismas e dissecções aórticas, os exames que permitem o diagnóstico incluem a ecoDopplercardiografia transesofágica, a tomografia computadorizada do tórax, a angiorressonância nuclear magnética e a aortografia.

## II. Avaliação funcional

Estabelecido o diagnóstico, a avaliação funcional do cardiopata é feita com base em classificações. A mais usada é a classificação funcional da New York Heart Association, que divide os pacientes em 4 tipos de acordo com a presença de dispneia, palpitações ou angina. No tipo I, há doença cardíaca, mas não há limitações das atividades físicas habituais. No tipo II, há discreta a moderada limitação; no tipo III, a limitação é importante, e, no tipo IV, há inabilidade para desenvolver qualquer atividade física, e os sintomas podem aparecer mesmo em repouso.

Desenvolveram-se nos últimos anos diversos métodos que permitem, através de uma análise da situação clínica do paciente e de eventuais fatores de risco, o estabelecimento de um cálculo do risco operatório. Dentre eles, um dos mais utilizados é o EuroScore, no qual 17 itens recebem um escore que permite classificar os doentes como: de baixo, médio e alto risco.

### III. Exames pré-operatórios

Os exames pré-operatórios de rotina incluem a classificação do tipo sanguíneo, hemograma completo, tempos de coagulação e sangria, tempo de protrombina e atividade enzimática, dosagens de glicose, ureia, creatinina, proteínas totais e frações, ionograma e sumário de urina. Em pacientes idosos (> 60 anos) ou com história de acidente vascular cerebral prévio (AVC), é fundamental a realização de EcoDoppler das artérias carótidas. Avaliação da função pulmonar através de testes da função respiratória também são indispensáveis em pacientes com doença pulmonar pré-existente.

### IV. Preparo do doente

O preparo do doente para cirurgia cardíaca difere pouco do preparo usualmente feito para qualquer tipo de cirurgia (jejum de 12 horas, tricotomia, sedação pré-operatória). Entretanto, é de fundamental importância o preparo psicológico no qual ao paciente sejam explicados os problemas relacionados com a cirurgia: risco, procedimentos na UTI e necessidade de sua cooperação sobretudo com relação ao tubo orotraqueal e a fisioterapia respiratória no pós-operatório imediato.

## PÓS-OPERATÓRIO

O pós-operatório em cirurgia cardíaca é um dos aspectos mais importantes da especialidade, pois a CEC determina uma série de alterações orgânicas que precisam ser bem-compreendidas e corrigidas.

### I. Avaliação Inicial

O transporte do doente da sala de operação para a UTI e os momentos iniciais após sua chegada são importantes, haja vista uma série de eventos que podem ocorrer e que podem colocar em risco a vida do paciente.

Durante o transporte, a pressão arterial, a oximetria e o eletrocardiograma são monitorizados, e os doentes são ventilados com o auxílio de um ambu conectado a uma fonte de oxigênio.

Ao chegar à UTI, a equipe cirúrgica e a anestésica devem informar sobre o procedimento realizado, eventuais complicações operatórias, comportamento hemodinâmico durante a cirurgia, medicações em uso e comorbidades existentes.

Uma série de medidas rotineiras são então tomadas; muitas delas simultaneamente. A saber:

1) Monitorização do eletrocardiograma, pressão arterial e pressão venosa central;
2) Instituição de ventilação mecânica, usualmente com respirador de volume, utilizando os seguintes parâmetros:

– Volume corrente 6-8 ml/kg;
– Fluxo mantendo relação inspiração/expiração de 1:2 ;
– PEEP de 5 cm H2O
– FiO2 de 100%

Os pulmões devem ser cuidadosamente auscultados.

3) Checar se as soluções e drogas em uso estão na via venosa apropriada, na concentração certa e no tempo de infusão adequado;
4) Checar se os drenos mediastinais e/ou torácicos estão corretamente conectados aos sistemas coletores em selo d´água . O volume de drenagem pelos drenos deve, a partir de então, ser medido a cada hora e o volume superior a 100 ml/h deve acender sinal de alerta;
5) Checar presença e permeabilidade de sonda vesical de demora, pois a diurese fornece parâmetro indireto da função cardíaca. Avaliar se a urina está clara, livre de hematuria, que é uma das complicações relacionadas à CEC;
6) Checar presença e permeabilidade de sonda nasogástrica, a qual é importante para promover descompressão gástrica, evitando-se o desconforto da distensão abdominal, náuseas e vômitos;
7) Avaliar a temperatura corporal, pois a hipotermia leva à alteração da função cardíaca, especialmente do ritmo cardíaco, e a distúrbios da coagulação. Em caso de hipotermia, o emprego de cobertores, especialmente de cobertor térmico, e o controle da temperatura ambiental são fundamentais;
8) Proceder à retirada de amostra de sangue arterial para gasometria e dosagem dos eletrólitos;
9) Avaliar a perfusão periférica pelo exame da temperatura, coloração e pulsos dos pés;

10) Realizar a radiografia do tórax tão logo o paciente esteja suficientemente estável para sua manipulação.

A partir de então, o paciente deve ser considerado um sistema complexo dividido em subsistemas e deve ser permanentemente avaliado até sua completa estabilização, extubação e alta da UTI. Os subsistemas a serem avaliados são o cardíaco, o respiratório, o renal, o neurológico, o digestivo, o metabólico e o da coagulação.

## II. Subsistema cardíaco

A avaliação do subsistema cardíaco é feita pela monitorização do eletrocardiograma, da pressão arterial, da pressão venosa central e do débito cardíaco.

Deve-se levar em consideração que a convalescença normal do paciente dependerá essencialmente de um débito cardíaco adequado. O débito cardíaco depende da frequência cardíaca e do volume sistólico e pode ser avaliado clinicamente pela palpação dos pulsos e pelo exame da perfusão periférica. Há, entretanto, várias técnicas invasivas de avaliação do débito cardíaco, sendo a mais usada o método da termodiluição com o cateter de Swan-Ganz. Na realidade, usa-se de preferência o índice cardíaco, que é o débito dividido pela superfície corpórea, e cujo valor normal varia de 2,5 a 4,5 l/min/m$^2$SC.

Os fatores que interferem no débito cardíaco são a pré-carga ou volemia, a pós-carga ou resistência vascular periférica, a frequência cardíaca e o volume sistólico. O débito cardíaco pode ser normal, elevado ou baixo.

Quando o débito cardíaco é baixo, o quadro clínico é caracterizado por má perfusão periférica, oliguria ou anuria, pressão arterial baixa, pressão venosa central baixa ou elevada (dependendo da causa) e acidose metabólica.

O tratamento consiste na otimização da pré-carga, ou seja, na correção da volemia, na redução da resistência vascular periférica com drogas vasodilatadoras e na otimização da contratilidade e da frequência cardíaca, o que é feito com drogas inotrópicas e, se necessário, com marcapasso.

Se essas medidas falham, lança-se mão de assistência ventricular mecânica. O balão de contrapulsação intra-aórtico (BIA) tem sido o dispositivo de assistência mecânica mais empregado e que melhores resultados apresenta. É utilizado em pacientes com baixo débito cardíaco, refratários às medidas acima mencionadas ou preventivamente em pacientes operados com fração de ejeção muito baixa (FE < 25%). Esse procedimento consiste na introdução, através da artéria femoral, de um balão pneumático que fica colocado na aorta descendente e que é inflado durante a diástole e desinflado durante a sístole. Isso promove um aumento do fluxo coronariano e queda na resistência periférica, levando consequentemente a um aumento do débito cardíaco da ordem de 10 a 40%. O uso do BIA pode produzir complicações vasculares e, por razões óbvias, é contraindicado na presença de insuficiência aórtica ou aneurismas da aorta.

Outros dispositivos para suporte mecânico ao coração em falência incluem a utilização de bombas centrífugas ou de rolete. A assistência mecânica circulatória com essas bombas pode ser dada tanto para o lado direito do coração quanto para o esquerdo, ou ainda ser biventricular, o que exige a interposição, no sistema, de um oxigenador de membrana. Esse último tipo de assistência circulatória chama-se ECMO (extracorporeal membrane oxigenator).

Uma causa importante de baixo débito é o tamponamento cardíaco que se caracteriza pela tríade de Beck: abafamento de bulhas, hipotensão arterial e elevação da pressão venosa central. Geralmente esses pacientes apresentam ou apresentaram sangramento excessivo pelo dreno, e a radiografia pode mostrar um alargamento do mediastino. O tratamento consiste na reintervenção imediata.

### III. Subsistema respiratório

A avaliação do subsistema respiratório é feita por oximetria de pulso, pelo capnógrafo, pela gasometria e por radiografia do tórax.

Com relação ao subsistema respiratório, as complicações mais frequentes incluem pneumotórax, atelectasia, hemotórax, alcalose respiratória, pulmão de choque ou síndrome da angústia respiratória do adulto, edema pulmonar cardiogênico, broncospasmo e paralisia do nervo frênico, todas elas determinando níveis maiores ou menores de hipoxemia.

As complicações da hipoxemia incluem distúrbios do ritmo cardíaco, lesão cerebral, insuficiência renal e comprometimento de múltiplos órgãos.

Além da prevenção, o tratamento é basicamente etiológico, mas, independentemente da causa, o paciente, com frequência, necessita de assistência ventilatória.

O tratamento do pneumotórax é a drenagem pleural fechada. No hemotórax, além da drenagem pleural, faz-se necessária a reposição volêmica e, não raro, reexploração cirúrgica. A atelectasia é tratada com fisioterapia respiratória e ventilação não invasiva. Finalmente, o broncospasmo é tratado com drogas broncodilatadoras e corticóides.

Uma complicação que merece atenção é a alcalose respiratória, conceituada como a manutenção de uma $pCO_2$ < 35 mmHg, e que pode resultar de uma resposta orgânica ao trauma ou da má regulagem do respirador. A alcalose respiratória leva à hipopotassemia e à hipocalcemia, provocando arritmias e tetania. O tratamento consiste na regulagem do respirador (diminuição da frequência ventilatória) e na reposição iônica.

O pulmão de choque ou SARA pode resultar da reação inflamatória geral produzida pela CEC, de reação anafilática a drogas, como, por exemplo, a protamina, ou de hiper-hidratação, o que leva a um aumento da permeabilidade vascular. O diagnóstico é estabelecido pelo aspecto radiológico de condensações pulmonares, associado à hipoxemia e hipercapneia. O tratamento é feito com assistência ventilatória prolongada. Diuréticos podem ser usados se houver hipervolemia. Corticóides, adrenalina e anti-histamínicos são usados quando a causa é reação anafilática.

Edema pulmonar cardiogênico é consequência de insuficiência ventricular esquerda e deve ser tratado com suporte inotrópico e otimização da pré-carga, da pós-carga e da contratilidade miocárdica.

### IV. Subsistema renal

A avaliação do subsistema renal é realizada pela medição do fluxo urinário, que deve ser de 1 a 2 ml/kg/hora, pelo aspecto da urina, e pelas dosagens de creatinina, ureia e do potássio sérico.

É frequente o aparecimento de hemoglobinuria, decorrente de hemólise durante a circulação extracorpórea, que deve ser tratada com hidratação e estimulação de diurese osmótica com manitol.

A insuficiência renal é uma temível complicação pós-operatória, pois aumenta a mortalidade, e é caracterizada por oliguria ou anuria (menos de 500ml de urina em 24 h), elevação da ureia e da creatinina. A insuficiência renal pode ser funcional ou orgânica. É funcional quando decorre de hipovolemia, ou seja, é pré-renal, não havendo lesão do parênquima. Na forma orgânica, existe necrose tubular aguda decorrente de hipotensão prolongada, disfunção renal prévia ou emprego de drogas nefrotóxicas.

O tratamento da insuficiência renal funcional é feito com reposição volêmica e estimulação do fluxo renal.

Na insuficiência renal aguda orgânica, deve-se promover a restrição hídrica, o ajuste de drogas nefrotóxicas ou de eliminação renal, o uso de diuréticos e a correção dos distúrbios eletrolíticos, especialmente da hiperpotassemia, inicialmente através do emprego de resina trocadora de íons e, depois, com diálise peritoneal ou hemodiálise (hemofiltração).

### V. Subsistema neurológico

Com relação ao subsistema neurológico, sua importância só pode ser realçada com a lembrança de que 2 a 3% dos pacientes submetidos à CEC apresentam algum grau de disfunção neurológica. As causas de lesão neurológica no pós-operatório de cirurgia cardíaca incluem hipotensão prolongada durante a CEC, hipertensão severa, hipoxemia e tromboembolismo aéreo ou mais frequentemente de cálcio da aorta ou seus ramos. O comprometimento cerebral pode ser difuso ou localizado.

O diagnóstico é facilmente estabelecido. No pós-operatório, o paciente não acorda, evidenciando-se graus variados de coma. Pode apresentar convulsões ou, então, déficits localizados, como hemiparesia ou hemiplegia. A tomografia computadorizada e a ressonância nuclear magnética do cérebro são úteis para o estabelecimento do diagnóstico e do prognóstico desses pacientes.

O tratamento básico consiste em se manterem as condições respiratórias e hemodinâmicas estáveis, evitando-se agravamento do quadro neurológico. A hiperventilação deve ser instituída. Itens específicos do tratamento são: o controle das convulsões, a produção de diurese osmótica e consequente diminuição do edema cerebral com manitol, e o emprego de drogas do tipo corticóides, barbitúricos e antagonistas do cálcio, embora ainda seja discutível o valor delas.

## VI. Subsistema digestivo

As complicações do subsistema digestivo incluem dilatação gástrica, disfunção hepatobiliar, hemorragia digestiva por úlcera de "stress" e abdômen agudo, e cada uma delas merece tratamento específico. Uma complicação muito grave e usualmente fatal é a trombose mesentérica. O primeiro sinal dessa complicação é acidose metabólica constante e, tão logo o diagnóstico seja estabelecido, impõe-se laparotomia exploradora.

## VII. Subsistema metabólico

Os distúrbios hidroeletrolíticos são frequentes, especialmente devido à hemodiluição provocada pela circulação extracorpórea. A hipervolemia deve ser tratada com restrição líquida e diuréticos, enquanto a hipovolemia com reposição hídrica. Os distúrbios eletrolíticos do tipo hiper ou hipo: potassemia, calcemia, natremia e magnesiemia, identificados laboratorialmente, devem receber tratamento específico.

Com relação aos distúrbios da glicemia, podem ocorrer hipoglicemia (especialmente em crianças), e o tratamento consiste na reposição de glicose, e hiperglicemia (especialmente nos pacientes diabéticos) e, nesses casos, torna-se necessário restringir a infusão de glicose e usar insulina e hipoglicemiantes orais.

Os distúrbios do equilíbrio ácido-básico, tanto a acidose quanto a alcalose, podem ser do seu componente respiratório e a correção é feita com o ajuste do respirador. Evidentemente, também podem ser do seu componente metabólico: se existe acidose metabólica, deve-se, além do emprego de bicarbonato de sódio, procurar corrigir os distúrbios hemodinâmicos que estão determinando a alteração; se existe alcalose metabólica com pH>7.50, deve-se usar cloreto de sódio.

## VIII. Subsistema da coagulação

No subsistema da coagulação, devemos nos preocupar com o sangramento excessivo que pode resultar de excesso de heparina circulante, distúrbios da coagulação e hemostasia cirúrgica deficiente. O diagnóstico é feito pela observação do volume da drenagem torácica, bem como por sangramento através das feridas cirúrgicas. O coagulograma é útil ao estabelecimento dos distúrbios da coagulação. O tratamento dependerá da causa: se for excesso de heparina, a administração de dose suplementar de sulfato de protamina interromperá quase imediatamente o sangramento; se for distúrbio da coagulação, o tratamento consistirá na administração de drogas tipo ácido epsilon-amino-capróico e de derivados sanguíneos, como plasma fresco e plaquetas; finalmente, se a causa for inadequada hemostasia cirúrgica, certamente a reintervenção se fará necessária.

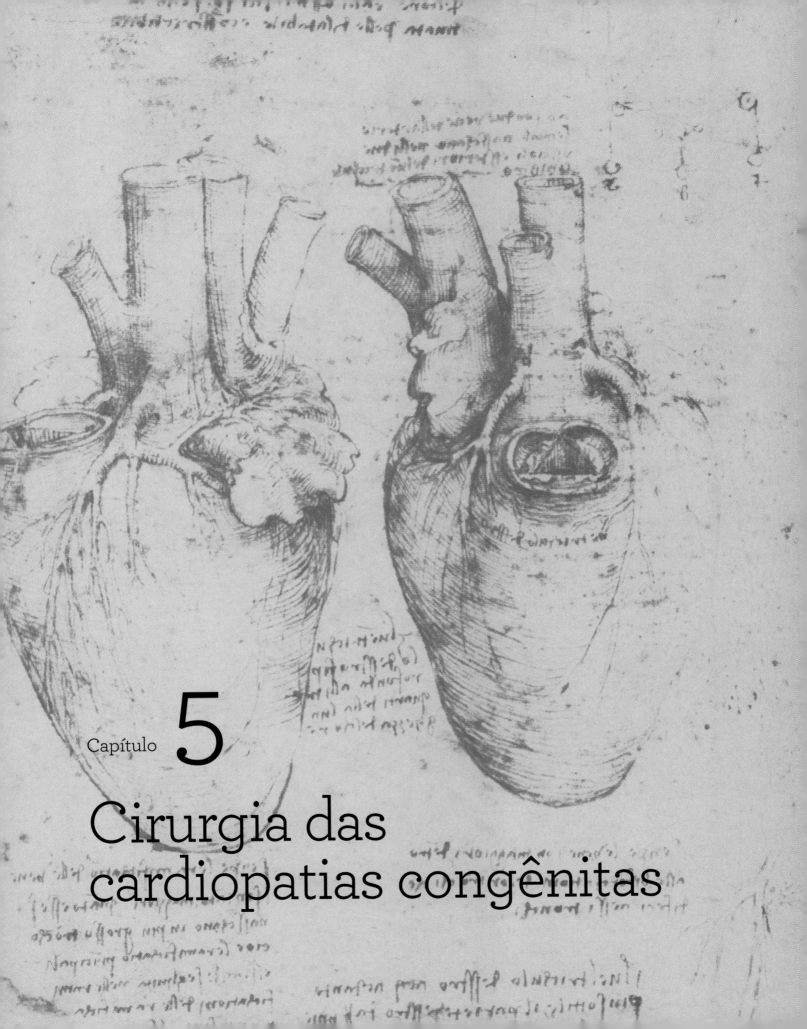

Capítulo 5

# Cirurgia das cardiopatias congênitas

# GENERALIDADES

**Definição** – Denominam-se cardiopatias congênitas um grupo de defeitos estruturais que acontece em uma das fases da embriogênese do coração, afetando septos, valvas e grandes vasos.

**Incidência** – A importância do estudo das cardiopatias congênitas somente pode ser corretamente valorizada quando se analisa sua incidência na população em geral, pois 8 em cada 1000 crianças nascidas vivas apresentam defeitos congênitos do coração.

**História Natural** – Sem tratamento, a história natural dos defeitos congênitos do coração é pobre, haja vista logo no primeiro dia morrerem cerca de 12% dos casos. Ao fim do primeiro mês, estarão mortas 23%; no 1º ano, 33%, e no 2º ano, 40%. Essa história natural desfavorável somente pode ser modificada através do tratamento cirúrgico.

**Classificação** – Existem várias classificações dos defeitos congênitos do coração, nenhuma delas completamente satisfatória. A mais usual é a que divide as cardiopatias congênitas em cianogênicas e acianogênicas.

As cardiopatias congênitas acianogênicas ou acianóticas se dividem em dois grandes grupos: as que produzem hiperfluxo pulmonar e as que produzem obstrução ao fluxo sanguíneo. As mais frequentes do primeiros grupo são a persistência do canal arterial, a comunicação interventricular, a comunicação interatrial e os defeitos do septo atrioventricular. As mais frequentes no grupo dos defeitos obstrutivos são a estenose pulmonar, a estenose aórtica e a coarctação da aorta.

As cardiopatias cianogênicas se dividem em 3 grupos: 1) as que produzem hipóxia por diminuição do fluxo sanguíneo pulmonar (tetralogia de Fallot, atresia tricúspide, atresia pulmonar); 2) as que produzem cianose por circulação em paralelo (transposição das grandes artérias); 3) e as que produzem cianose por mistura comum do sangue no coração (drenagem anômala total das veias pulmonares, tronco arterial comum).

História – A história da cirurgia das cardiopatias congênitas é a própria história do começo da cirurgia cardíaca pois, no início da especialidade, a maioria das operações visava à correção dessas malformações. Assim sendo, o fechamento do canal arterial realizado por Gross em 1938, a correção da coarctação da aorta por Crafoord em 1944, a anastomose subclaviopulmonar descrita por Blalock e Taussig em 1944, a valvotomia pulmonar por Brock em 1948, a anastomose cavopulmonar (operação de Glenn) em 1958, e a utilização da hipotermia, da circulação cruzada e da circulação extracorpórea respectivamente por Lewis e Taufic, Lillehei e Gibbon, no início da década de 1950 foram procedimentos idealizados e executados para correção de cardiopatias congênitas. A partir de 1953, o grande desenvolvimento da CEC permitiu que progressivamente fosse realizada a correção intracardíaca das mais complexas cardiopatias congênitas.

Fatores de sucesso do tratamento cirúrgico – A correção cirúrgica das cardiopatias congênitas evoluiu extraordinariamente nas últimas décadas, e os fatores de sucesso incluem um diagnóstico anatômico e fisiológico absolutamente correto, adequado preparo pré-operatório, uma operação bem-conduzida tecnicamente e um pós-operatório cuidadoso.

Diagnóstico – O diagnóstico em cardiologia pediátrica, como de resto em toda a medicina, começa por uma história clínica e um exame físico bem-feitos. História de infecções respiratórias frequentes sugerem cardiopatia com hiperfluxo pulmonar. Cianose, crises de hipoxia e acidose metabólica são as manifestações mais comuns em crianças com cardiopatias cianóticas. O exame cuidadoso dos pulsos pode fazer o diagnóstico de coarctação da aorta. A ausculta das bulhas, principalmente a análise da 2ª bulha no foco pulmonar, e dos sopros auxiliam muito o diagnóstico. Um sopro contínuo no foco pulmonar, por exemplo, sugere a presença de canal arterial persistente. Desdobramento constante da 2ª bulha no foco pulmonar sugere comunicação interatrial e assim por diante.

O eletrocardiograma é útil para a análise do ritmo e da hipertrofia das câmaras cardíacas.

A radiografia do tórax é valiosa para se apreciar o tamanho e a forma da área cardíaca e, especialmente, a circulação pulmonar. Por exemplo: coração grande e aumento da circulação pulmonar sugerem CIV, PCA ou CIA; artéria pulmonar dilatada e circulação pulmonar pobre sugerem estenose pulmonar. Algumas cardiopatias congênitas cianóticas exibem achados muito típicos: na tetralogia de Fallot, o coração tem a forma de "tamanco holandês" com pobre circulação pulmonar; na transposição das grandes artérias, o coração exibe pedículo vascular estreito (forma de ovo); na drenagem anômala das veias pulmonares, a forma do coração lembra um 8 ou um boneco de neve.

Por muitos anos, o diagnóstico definitivo da cardiopatia congênita era feito pelo cateterismo cardíaco. Realmente, o estudo hemodinâmico através da oximetria, das pressões nas cavidades do coração e do cálculo da resistência vascular pulmonar permitem um diagnóstico fisiológico perfeito. Ademais, a cineangiocardiografia possibilita a visualização perfeita da anatomia.

O grande desenvolvimento da ecoDopplercardiografia tem permitido que esse método venha progressivamente substituindo o cateterismo cardíaco. De fato, o eco permite quase sempre uma avaliação estrutural perfeita do coração e, atualmente, nos serviços que dispõem de ecocardiografia de boa qualidade, a maioria das crianças são operadas sem cateterismo cardíaco.

Por outro lado, a ecocardiografia fetal tem possibilitado o reconhecimento do defeito cardíaco ainda na vida intrauterina, o que permite um planejamento terapêutico mais precoce e eficiente.

Pré-operatório – Cuidados adequados de pré-operatório constituem um outro importante fator de sucesso na cirurgia das cardiopatias congênitas. Eles incluem cuidados pediátricos gerais, como o controle de infecção, a correção de distúrbios hidroeletrolíticos, especialmente a desidratação, a correção de acidose metabólica e de hipoglicemia.

Cuidados especializados dizem respeito principalmente ao controle da insuficiência cardíaca e da hipoxemia. Neonatos com cardiopatias do canal arterial dependente devem receber prostaglandina E2.

Transoperatório – A monitorização transoperatória inclui eletrocardiograma, pressão arterial, pressão venosa central, pressão atrial esquerda, oximetria de pulso, temperatura nasofaríngea, débito urinário, gasometria arterial, ionograma e glicemia.

A perfusão deve ser realizada com hemoderivados de recente colheita, se não for factível a hemodiluição. É fundamental se evitar hemólise e se respeitarem os gradientes térmicos quando da realização de operações com hipotermia profunda.

A técnica cirúrgica deve ser perfeita, evitando-se dano tecidual, especialmente ao sistema de condução. É muito importante se realizar proteção miocárdica apropriada com infusão na aorta de solução cardioplégica gelada, seja cristalóide ou sanguínea, e hipotermia tópica do coração. A melhor maneira de se obter proteção cerebral é obedecer ao princípio de esfriamento e reaquecimento corporal lentos e se evitar parada circulatória superior a 30 minutos. Sempre que possível, é preferível utilizar a técnica de hipotermia com baixo fluxo.

Pós-operatório – Um cuidadoso pós-operatório é da máxima importância para a obtenção de bons resultados na cirurgia das cardiopatias congênitas, devendo ser salientado que a presença de pessoal médico e de enfermagem competente é tão ou mais importante que a utilização de equipamentos sofisticados.

Assim sendo, é valiosa uma constante avaliação clínica que inclua nível de consciência, exame dos pulsos e da perfusão periférica, temperatura e ausculta pulmonar.

O paciente é um sistema complexo, dividido em subsistemas. O subsistema cardíaco é monitorizado pelo eletrocardiograma, pressão arterial, pressão venosa central e pressão de átrio esquerdo; o respiratório, através de oxímetro de pulso, capinógrafo, gasometria do sangue arterial e Rx do tórax; o renal, pelo débito urinário; o metabólico pelo ionograma, gasometria e glicemia. Finalmente, se há evidência de lesão cerebral, o subsistema neurológico deve ser analisado por tomografia computadorizada ou ressonância nuclear magnética.

As principais complicações pós-operatórias são sangramento, síndrome de baixo débito, tamponamento, arritmias, atelectasia, pneumotórax, insuficiência renal aguda e lesão neurológica.

# CARDIOPATIAS CONGÊNITAS ACIANÓTICAS – PERSISTÊNCIA DO CANAL ARTERIAL (PCA)

Definição – O canal arterial é uma artéria com uma camada íntima espessa que conecta a artéria pulmonar com a aorta descendente na vida fetal.

Considerações Gerais – Numa criança nascida a termo, o canal arterial fecha no primeiro mês de vida como resultado da queda na concentração plasmática da prostaglandina E2, que ocorre com o aumento da saturação arterial de oxigênio. Fatores predisponentes para a persistência do canal arterial incluem rubéola, trisomíase 21 e elevada altitude.

PCA corresponde a 10% das anomalias congênitas do coração. É mais frequente no sexo feminino na proporção de 2:1. Essa anomalia pode ser isolada ou associada a CIV, CIA, defeitos do canal A-V e coarctação da aorta. Muitas cardiopatias cianóticas são "canal dependentes".

O PCA determina aumento do fluxo pulmonar, sobrecarga de átrio e ventrículo esquerdos e, ultimamente, hipertensão arterial pulmonar.

Diagnóstico – A repercussão hemodinâmica e, consequentemente, os sintomas e sinais correlacionam-se com a magnitude do "shunt", o qual depende do diâmetro do canal e da resistência vascular pulmonar. Dispneia e infecções respiratórias frequentes são os sintomas mais comuns. A ausculta típica caracteriza-se pela presença de sopro contínuo no foco pulmonar. O eletrocardiograma revela hipertrofia ventricular esquerda, e radiologicamente há aumento da área cardíaca e da circulação pulmonar. A ecocardiografia confirma a presença do canal, estima a pressão na artéria pulmonar e deve detectar anomalias associadas.

Indicação Cirúrgica – A cirurgia, ou o fechamento por técnica endovascular, deve ser indicada tão logo o diagnóstico seja feito após os 6 meses de vida ou mais precocemente se houver sintomas. Em casos nos quais existe hipertensão pulmonar severa, o "shunt" pode tornar-se bidirecional ou mesmo se inverter. Nesses casos, torna-se imperiosa a avaliação da resistência arteriolar pulmonar por cateterismo cardíaco, e dificilmente a cirurgia terá indicação.

Técnica Cirúrgica – A operação é feita por toracotomia posterolateral esquerda através do 4o espaço intercostal. O canal é cuidadosamente dissecado tendo-se o cuidado de não lesar as estruturas vizinhas, especialmente o nervo recurrente laríngeo. O canal pode ser fechado por tríplice ligadura ou por secção e sutura. A escolha da técnica depende do diâmetro do canal e também da escolha do cirurgião.

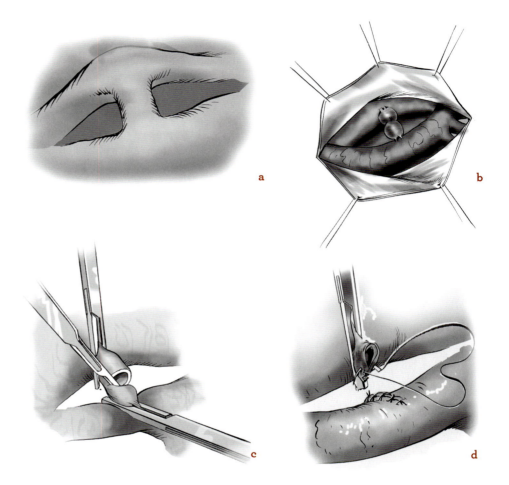

**Figura 15:** a) Canal Arterial Persistente (PCA), artéria que comunica a aorta descendente com a artéria pulmonar; b) Técnica de fechamento do PCA com tríplice ligadura; c, d) Técnica da secção e sutura do PCA

Resultados – Os resultados do tratamento cirúrgico do canal arterial são excelentes, com mortalidade próxima de 0% e cura definitiva.

Situações Especiais – Com frequência, crianças prematuras exibem manifestações de insuficiência cardiorrespiratória decorrente da imaturidade dos pulmões e do não fechamento do canal arterial. Quando o fechamento do canal não é obtido com o uso de prostaglandina, a operação está indicada, sendo usualmente realizada na própria UTI neonatal. Realiza-se pequena toracotomia posterior extrapleural e clipagem do canal.

Uma outra situação especial diz respeito a PCA em adultos. Se a operação for realizada através toracotomia posterolateral é recomendável ampla dissecção da aorta acima e abaixo do canal para melhor controlar eventual sangramento. Outra opção é realizar o fechamento do canal através de esternotomia mediana com circulação extracorpórea. Essa técnica está particularmente indicada em pacientes com intensa calcificação do canal, nos quais o fechamento pode ser obtido pela sutura de um enxerto em volta do orifício pulmonar dele. Isso é feito após compressão extrínseca do canal e arteriotomia pulmonar.

A utilização de esternotomia também é utilizada em pacientes que exibem anomalias associadas, as quais podem ser corrigidas na mesma operação.

Recentemente, tem-se tornado popular o fechamento do canal arterial por técnica endovascular.

# COMUNICAÇÃO INTERATRIAL (CIA)

Considerações Gerais – Uma comunicação entre as duas câmaras atriais, excluindo-se os defeitos do canal atrioventricular, corresponde a 10-15% de todas as anomalias congênitas do coração. É mais frequente no sexo feminino na proporção de 2,5:1. Pode existir isoladamente ou em associação com outros defeitos. A CIA é uma anomalia que pode ser bem-tolerada por um longo período e não é raro somente ser descoberta na idade adulta. A evolução a longo prazo é caracterizada por dilatação atrial direita, insuficiência tricúspide, fibrilação atrial e distúrbios do ritmo.

A CIA resulta em "shunt" esquerdo-direito em nível atrial, sobrecarga diastólica do ventrículo direito e aumento do fluxo pulmonar. Hipertensão arterial pulmonar somente aparece tardiamente.

A CIA, do ponto de vista morfológico, pode ser dividida em defeitos da fossa oval, situados na parte central do septo, e defeitos do tipo seio venoso, localizados na parte mais alta do septo interatrial, junto à desembocadura da veia cava superior, e que frequentemente se acompanham de drenagem anômala das veias pulmonares direitas.

Diagnóstico – Dependendo da magnitude do "shunt", o paciente pode ser assintomático ou apresentar dispneia e infecções respiratórias frequentes. Sopro sistólico no foco pulmonar e desdobramento fixo da 2ª bulha são os achados característicos na ausculta cardíaca. O eletrocardiograma revela sempre bloqueio do ramo direito, e a radiografia do tórax mostra cardiomegalia com aumento da circulação pulmonar. Todos os tipos de CIA são facilmente visualizados pela ecocardiografia bidimensional.

Indicação Cirúrgica – Indicação para fechamento cirúrgico ou por técnica percutânea é feita em todos os casos em que existe sobrecarga diastólica do ventrículo direito.

Técnica Cirúrgica – A operação pode ser realizada através de esternotomia mediana ou por toracotomia anterolateral direita. Utiliza-se circulação extracorpórea convencional com canulação de ambas as veias cavas e aorta ascendente, clampeamento da aorta e proteção miocárdica com solução cardioplégica e hipotermia tópica do coração. O átrio direito é aberto, identificando-se o defeito e inspecionando-se a valva tricúspide e a drenagem das veias pulmonares. Preferencialmente, o defeito é fechado com enxerto de pericárdio autólogo ou bovino, mas em alguns casos pode-se utilizar fechamento direto com sutura contínua e pontos separados.

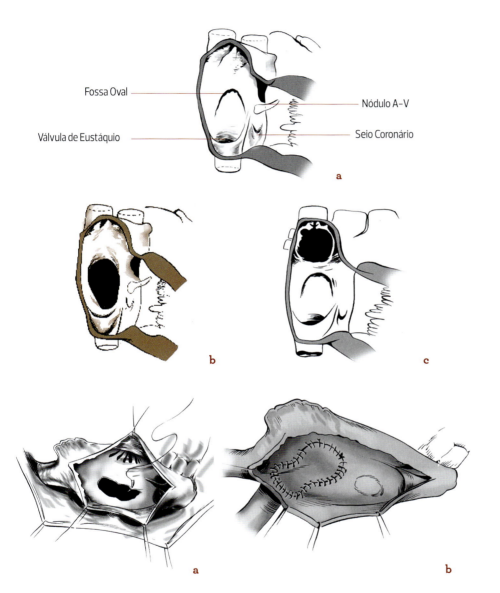

**Figura 16:** a) Septo interatrial íntegro; b) CIA tipo fossa oval; c) CIA tipo seio venoso

**Figura 17:** a) Fechamento de CIA com sutura direta contínua; b) Fechamento de CIA com enxerto

Resultados – Em casos isolados de CIA, a morbi-mortalidade é praticamente nenhuma.

# COMUNICAÇÃO INTERVENTRICULAR (CIV)

Definição – A comunicação interventricular é um defeito no septo interventricular que permite a comunicação entre os dois ventrículos. Pode ser isolada ou pode estar associada a outras anomalias (PCA, CIA, coarctação da aorta etc.) e é parte integrante da tetralogia de Fallot, dos defeitos do canal atrioventricular e do tronco arterial comum.

Considerações gerais – A CIV isolada corresponde a 25% de todas as anomalias congênitas do coração. A repercussão hemodinâmica da CIV depende do tamanho do defeito e da resistência vascular pulmonar. Diz-se que uma CIV é restritiva quando ela produz resistência ao fluxo entre os ventrículos. Na CIV não restritiva, o tamanho do defeito é grande e as pressões são iguais nos dois ventrículos. A CIV produz "shunt" esquerdo-direito, dilatação e hipertrofia do ventrículo esquerdo e aumento das pressões em átrio esquerdo e venocapilar pulmonar. Isso leva a aumento do fluxo pulmonar e da pressão em artéria pulmonar. Durante o nascimento, a resistência vascular pulmonar é alta, o que reduz o aumento do fluxo pulmonar. Após algumas semanas, a resistência vascular pulmonar cai, o "shunt" esquerdo-direito aumenta e começam as manifestações clínicas. Após o primeiro ano de vida, existe progressão da doença vascular pulmonar. Finalmente, com o desenvolvimento de hipertensão arterial pulmonar fixa, ocorre inversão do "shunt" (síndrome de Eisenmenger).

Morfologicamente, a CIV pode ter 4 localizações: 1) pode estar localizada no septo membranoso e é chamada CIV perimembranosa; 2) pode localizar-se na via de entrada, é a CIV do tipo canal A-V; 3) pode ser subarterial, localizada imediatamente abaixo das valvas aórtica e pulmonar; 4) e, finalmente, pode estar localizada no septo muscular trabeculado e, nesse caso, haver uma ou várias CIVs.

Diagnóstico – A história natural e as manifestações clínicas dependem do tamanho do defeito. CIV restritiva não determina sintomas, o eletrocardiograma e o raios X são normais, ausculta-se um sopro sistólico na borda esternal esquerda, e o diagnóstico é feito pela visualização ecocardiográfica do defeito. Nesses casos, não há risco de hipertensão pulmonar.

Nas CIVs não restritivas, os sintomas começam poucas semanas após o nascimento e incluem hipodesenvolvimento físico, taquipneia, infecções respiratórias frequentes e insuficiência cardíaca congestiva. Ausculta-se um intenso sopro sistólico paraesternal esquerdo, radiologicamente há cardiomegalia e aumento da circulação pulmonar e eletrocardiograficamente sinais de hipertrofia biventricular. O diagnóstico definitivo é estabelecido pela visualização do defeito através do ecocardiograma.

Cateterismo cardíaco somente é indicado quando há suspeita de múltiplas CIV e/ou aumento da resistência vascular pulmonar.

Indicação Cirúrgica – A cirurgia não está indicada em pequenas CIV restritivas ou em grandes CIV com hiper-resistência arterial pulmonar. Nos demais casos, a cirurgia é indicada quando há repercussão clínica e hemodinâmica importante, haja vista o fechamento espontâneo ocorrer em 30% dos casos no primeiro ano de vida.

Técnica Cirúrgica – A correção de CIV é feita através de esternotomia mediana com circulação extracorpórea convencional, clampeamento da aorta e proteção miocárdica. Mais frequentemente, o fechamento do defeito é realizado por via transatrial ou transventricular mas alguns cirurgiões, inclusive da Escola Paulista de Medicina, têm utilizado a via transaórtica. A CIV é sempre fechada com enxerto, seja de dácron ou biológico, podendo, a critério do cirurgião, utilizar-se pontos separados ou sutura contínua.

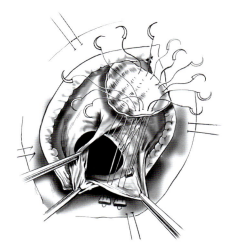 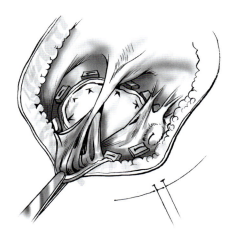

**Figura 18**: Fechamento de CIV

Resultados – Em casos de CIV isolada, a morbi-mortalidade da cirurgia é muito baixa, atingindo 1 a 2% dos casos. Quando já existe hipertensão pulmonar significativa, a mortalidade é maior, e os resultados a longo prazo podem não ser satisfatórios.

Situações Especiais – Quando a correção primária da CIV é considerada de alto risco (peso < 3 Kg e/ou infecção ativa) ou existem múltiplas CIV ou "stradling" da valva tricúspide, indica-se a cerclagem da artéria pulmonar como opção cirúrgica inicial. Essa operação visa a diminuir o fluxo de sangue para os pulmões. A cerclagem pode ser feita com medição da pressão no ramo esquerdo da artéria pulmonar até ela atinjir 30% da pressão sistêmica, ou pela utilização da tabela de Trusler, na qual o diâmetro da artéria pulmonar é reduzido para 20mm + 1mm/kg de peso.

Outra situação especial é a associação de CIV e PCA. Se a CIV é pequena, e o canal determina repercussão hemodinâmica, deve-se inicialmente fechar o canal. Se os dois defeitos são significativos, a cirurgia deve ser feita num tempo único através de esternotomia.

Finalmente, quando a CIV está associada à insuficiência aórtica, a correção de ambas as lesões é feita através da aortotomia.

# DEFEITOS DO CANAL ATRIOVENTRICULAR

Definição – É uma anomalia caracterizada pela ausência parcial ou completa de tecido septal no nível das valvas atrioventriculares.

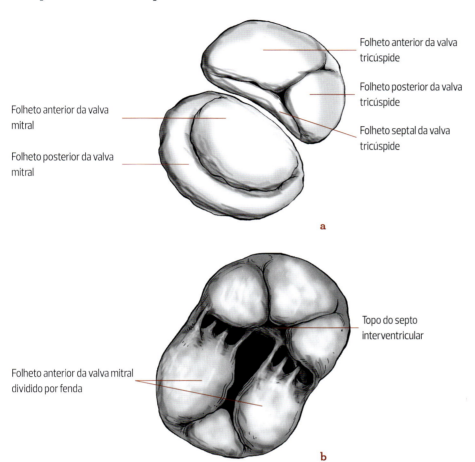

**Figura 19:** a) Anatomia normal das valvas mitral e tricúspide; b) Defeito completo do canal atrioventricular

Considerações Gerais – Embora o espectro anatômico dos defeitos do canal atrioventricular seja amplo, essa anomalia pode ser dividida numa forma parcial e numa forma total.

Na forma parcial, existem uma comunicação interatrial do tipo "Ostium primum" e uma fenda no folheto anterior da valva mitral. Existe, portanto, um "shunt" esquerdo-direito em nível atrial.

A forma total ou completa tem anatomia variada e complexa, mas basicamente é formada por CIA do tipo Ostium primum, CIV e fendas nas valvas mitral e tricúspide, o que resulta que as duas valvas atrioventriculares se tornem uma valva única. De acordo com o tipo de inserção das cordas tendinosas da valva única no topo do septo interventricular, o defeito é classificado em 3 tipos: tipos A, B e C de Rastelli. Existe um maciço "shunt" esquerdo-direito e, na maioria dos casos, insuficiência mitral e tricúspide. Essa forma da doença é frequentemente associada à Trisomia do 21 (síndrome de Down).

A história natural da forma total de canal A-V é uma rápida progressão para hipertensão pulmonar irreversível. A história natural da forma parcial é mais benigna.

Diagnóstico – Na forma total de canal A-V, insuficiência cardíaca grave desenvolve-se nos primeiros meses de vida. Ausculta-se um sopro pansistólico em todo o precórdio, a 2ª bulha é hiperfonética e tem desdobramento fixo. Os raios X evidenciam grande cardiomegalia e congestão pulmonar, e o eletrocardiograma revela extremo desvio do eixo para a esquerda e aumento do intervalo PR. O diagnóstico é baseado na visualização ecocardiográfica dos componentes do defeito.

A forma parcial tem evolução mais benigna, e os sintomas usualmente aparecem numa fase mais tardia da infância. Os achados clínicos são semelhantes aos de uma CIA, embora o eletrocardiograma revele desvio do eixo elétrico para a esquerda. Novamente o diagnóstico definitivo é estabelecido pela ecocardiografia.

Cateterismo cardíaco somente está indicado quando se deseja avaliar o grau da resistência arterial pulmonar.

Indicação Cirúrgica – Na forma total, a indicação cirúrgica é feita em todos os casos nos 6 primeiros meses de vida, exceto se existir hipertensão pulmonar com relação resistência pulmonar/resistência periférica >0.7.

Na forma parcial, a indicação cirúrgica é prolongada até os 4 ou 5 anos de idade a não ser que apareçam sintomas.

Técnica Cirúrgica – Obviamente a operação é feita através de esternotomia mediana e com circulação extracorpórea convencional. O acesso em ambas as formas do defeito é através da atriotomia direita. Na forma parcial, a correção consiste basicamente no fechamento da fenda da valva mitral com pontos separados de fio inabsorvível, e do Ostium primum com enxerto de pericárdio autólogo ou bovino.

A correção da forma total do canal átrioventricular é um procedimento muito complexo e envolve 5 etapas: 1) divisão do folheto anterior comum da valva atrioventricular; 2) fechamento das fendas mitral e tricúspide; 3) sutura do enxerto no topo do septo interventricular; 4) fixação do, agora, folheto anterior da valva mitral e do folheto septal da valva tricúside no enxerto; 5) fechamento do Ostium primum.

O fechamento da CIV e do "Ostium primum" pode ser realizado com um único enxerto ou com dois, um para a CIV e o outro para o "Ostium primum".

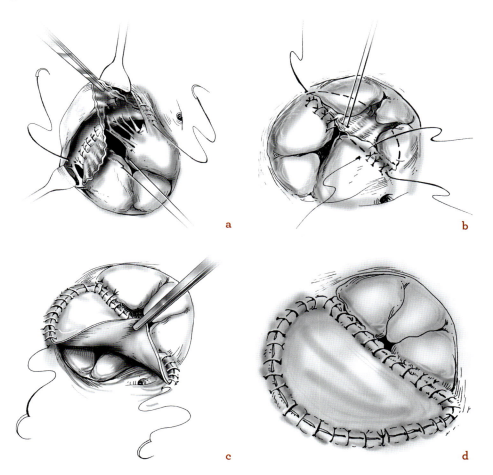

**Figura 20:** Correção do defeito completo do canal atrioventricular.
a) Fechamento da CIV e da fenda mitral.
b) Fixação da borda do folheto anterior da valva mitral no enxerto;
c) Fechamento do "Ostium primum";
d) Correção completada

Resultados – Os resultados da correção cirúrgica da forma parcial do defeito do canal atrioventricular são excelentes e comparáveis, em termos de morbi-mortalidade, à correção de CIA. O mesmo não ocorre com a forma total. A complexidade da lesão, a presença de hipertensão pulmonar, a gravidade do quadro clínico e o fato de a maioria das crianças ter síndrome de Down tornam o pós-operatório frequentemente tormentoso, o que resulta numa mortalidade bem mais elevada. Ademais, na evolução tardia, muitos pacientes necessitam de reoperação para correção de lesão mitral residual.

## ESTENOSE PULMONAR

Definição – Estenose pulmonar é um obstáculo ao fluxo do ventrículo direito que pode estar localizado na valva pulmonar, no infundíbulo do ventrículo direito ou nas artérias pulmonares.

Considerações Gerais – A forma mais comum de estenose pulmonar é a valvar. A estenose infundibular isolada, ou seja, com o septo interventricular íntegro, é rara, sendo mais raras ainda as formas isoladas de estenose dos ramos da artéria pulmonar. Qualquer que seja a localização, a estenose pulmonar produz uma obstrução do fluxo sanguíneo para os pulmões e consequente aumento da pressão no ventrículo direito, estabelecendo-se um gradiente pressórico. A hipertrofia ventricular direita está sempre presente.

A estenose pulmonar valvar pode estar associada a outras malformações, especialmente à comunicação interatrial.

Diagnóstico – Geralmente, os pacientes são assintomáticos ou apresentam dispneia e fadiga aos esforços. Ausculta-se um sopro sistólico na área pulmonar. O eletrocardiograma revela hipertrofia ventricular direita, e raios X mostram circulação pulmonar pobre e dilatação do tronco da artéria pulmonar (dilatação pós-estenótica) quando a estenose é valvar. O diagnóstico é facilmente confirmado através da ecocardiografia.

Indicação Cirúrgica – Existe indicação de alívio da estenose quando o gradiente sistólico é superior a 50 mmHg.

Tratamento – Atualmente, a estenose pulmonar valvar é tratada com dilatação por balão por via percutânea. Seguramente, esse é o procedimento mais bem-sucedido da cardiologia intervencionista. Nos casos de estenose dos ramos da artéria pulmonar, a dilatação com balão é secundada pela colocação de "stent".

A cirurgia na estenose pulmonar fica reservada às seguintes condições: 1) valvas displásicas nas quais não se consegue o alívio da estenose com a dilatação por balão; 2) pacientes mais velhos com importante hipertrofia infundibular secundária; 3) e nos casos de estenose infundibular isolada. Nessas situações, a operação é realizada através de esternotomia mediana e circulação extracorpórea convencional. A correção em todas as três condições citadas é feita por ventriculotomia, podendo ser necessária ou não a ampliação da via de saída do ventrículo direito.

Evidentemente, o tratamento cirúrgico também é realizado nos casos de estenose pulmonar associada a outros defeitos.

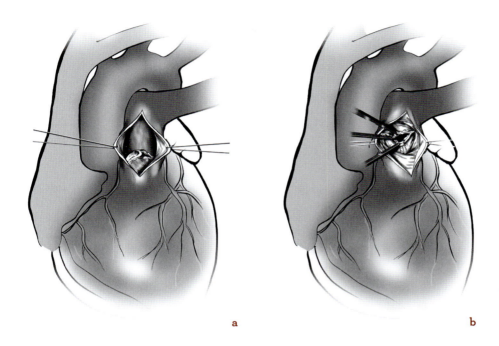

**Figura 21:** a) Aspecto da estenose valvar pulmonar; b) Valvotomia pulmonar

Resultados – Tanto o tratamento percutâneo da estenose pulmonar quanto o tratamento cirúrgico nos casos acima mencionados resultam em morbi-mortalidade praticamente nula, com excelente evolução tardia.

## ESTENOSE AÓRTICA

Definição – Estenose aórtica é uma obstrução do fluxo sanguíneo do ventrículo esquerdo e pode estar situada na valva aórtica, abaixo ou acima da valva.

Considerações Gerais – A estenose aórtica valvar é a forma mais comum desse tipo de anomalia e caracteriza-se pela fusão das três comissuras da valva. Frequentemente a valva é bicúspide. Na maioria dos casos, a valva aórtica é deformada. A estenose aórtica crítica do recém-nascido é uma das mais graves cardiopatias congênitas, e seu tratamento é um grande desafio para cardiologistas pediátricos e cirurgiões.

A estenose aórtica subvalvar é, na maioria das vezes, constituída por uma membrana fibrosa situada imediatamente abaixo do plano valvar.

A estenose supravalvar é caracterizada por uma estenose da aorta ascendente logo acima do plano valvar e dos óstios coronarianos. Essa estenose pode ser localizada ou difusa. Essa anomalia se associa à síndrome de William-Beuren (aparência facial sindrômica e retardo mental).

Qualquer que seja a localização, a estenose aórtica produz sobrecarga sistólica e hipertrofia do ventrículo esquerdo, o que faz surgir um gradiente no local da obstrução.

Diagnóstico – A estenose aórtica congênita pode ser assintomática por vários anos ou apresentar sintomas logo após o nascimento. As principais manifestações incluem sintomas e sinais de insuficiência cardíaca e de baixo débito (palidez, sudorese, síncope). Ausculta-se um sopro sistólico no foco aórtico. O eletrocardiograma revela evidência de hipertrofia ventricular esquerda, e os raios X não mostram alterações significativas. O diagnóstico definitivo é facilmente estabelecido pela ecocardiografia

Indicação Cirúrgica – Em todos os casos em que se comprove gradiente sistólico superior a 50 mmHg.

Técnica Cirúrgica – Em neonatos com estenose aórtica valvar crítica, recentemente tem sido realizada a dilatação com balão, se bem que os resultados a médio e longo prazo não tenham sido satisfatórios, ocorrendo sempre o tratamento cirúrgico num período mais tardio.

A cirurgia da estenose aórtica é realizada sempre através de esternotomia mediana e circulação extracorpórea, e a técnica dependerá do tipo de lesão. Na estenose valvar, especialmente na infância, a cirurgia consiste em se abrirem as comissuras estenosadas (comissurotomia aórtica). Crianças maiores com valvas muito deformadas, especialmente as submetidas à dilatação com balão no periodo neonatal, podem necessitar de substituição valvar. A escolha preferencial nesses casos ou é a utilização de homoenxertos aórticos criopreservados, ou a realização da operação de Ross.

Quando a estenose é produzida por uma membrana fibrosa subvalvar, a operação consiste na cuidadosa ressecção da membrana, procurando-se não lesar as lacíneas aórticas e a valva mitral.

Finalmente, na estenose aórtica supravalvar, o objetivo é se ampliar a região estenosada da aorta ascendente. Diversas técnicas foram descritas com esse objetivo, a maioria delas utilizando enxertos.

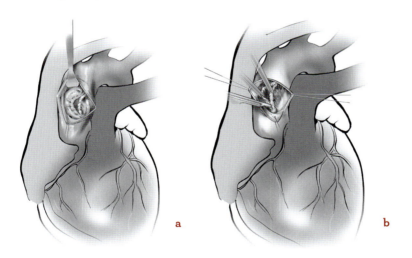

**Figura 22:** a) Aspecto da estenose aórtica congênita em valva bicúspide; b) Valvotomia aórtica

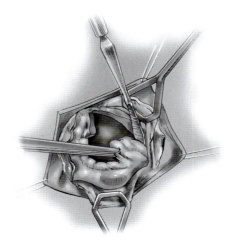

**Figura 23:** Ressecção de anel fibroso subvalvar aórtico

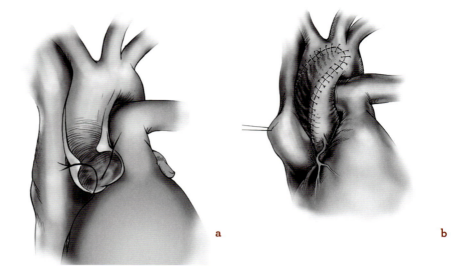

**Figura 24:** a) Estenose supravalvar aórtica; b) Correção através ampliação com enxerto

Resultados – Os resultados da cirurgia da estenose valvar aórtica não são tão satisfatórios como os das outras cardiopatias congênitas acianóticas antes descritas. No período neonatal, a mortalidade da cirurgia é elevada. Ademais, na evolução a longo prazo, a grande maioria dos pacientes submetidos à comissurotomia aórtica necessita da troca valvar devido à calcificação ou ao desenvolvimento de insuficiência aórtica.

Na estenose subvalvar, a morbi-mortalidade da cirurgia é muito baixa, mas em alguns casos ocorre recidiva da lesão.

Finalmente, no tipo supravalvar também a morbi-mortalidade é baixa, e os resultados a longo prazo, são de modo, geral satisfatórios.

## COARCTAÇÃO DA AORTA

Definição – Coarctação da aorta é um estreitamento congênito do istmo aórtico, distal à origem da artéria subclávia esquerda e na área adjacente à inserção do canal arterial.

Considerações Gerais – A coarctação da aorta corresponde a 7% de todas as cardiopatias congênitas. É mais comum no sexo masculino. Em 5% dos casos, localiza-se em outras regiões da aorta. Pode ser isolada ou estar associada a outras anomalias, tais como PCA, CIV, estenose mitral, valva aórtica bicúspide, anomalias complexas e fibroelastose do ventrículo esquerdo.

A coarctação produz obstrução do fluxo sanguíneo na aorta e consequente sobrecarga sistólica do ventrículo esquerdo. A metade superior do corpo fica submetida a um regime de hipertensão arterial, e a metade inferior, à hipotensão. Desenvolve-se sempre rica circulação colateral. A baixa perfusão renal altera o sistema renina-angiotensina, o que contribui para elevar ainda mais a pressão arterial.

Não é incomum a coexistência de aneurisma cerebral em pacientes com coarctação da aorta.

Diagnóstico – O diagnóstico é fácil e baseia-se fundamentalmente na existência de hipertensão arterial nos membros superiores e ausência de pulsos femorais. A sintomatologia é muito variável. No neonato com coarctação severa, é frequente o aparecimento de insuficiência cardíaca congestiva: os raios X mostram acentuada cardiomegalia e congestão pulmonar, e o eletrocardiograma revela hipertrofia biventricular. Crianças maiores e adultos são muitas vezes assintomáticos: os raios X revelam o sinal da chanfradura na aorta e corrosão de costelas, e o eletrocardiograma comprova hipertrofia ventricular esquerda. O diagnóstico definitivo é feito pela visualização ecocardiográfica da estenose na aorta, o que dispensa a aortografia que era antigamente um exame utilizado de rotina. Técnicas mais sofisticadas de diagnóstico, especialmente para se detectarem anomalias associadas, são a angiorressonância magnética nuclear e a tomografia de multidetectores.

Indicação Cirúrgica – O procedimento cirúrgico é indicado em todos os casos cujo estreitamento da aorta é superior a 50% do seu diâmetro. A cirurgia é indicada logo após o diagnóstico para se impedirem os efeitos maléficos da hipertensão arterial. Evita-se, se possível, operar nos 3 primeiros meses de vida devido à alta incidência de recoarctação quando a cirurgia é realizada nessa faixa etária.

Técnica Cirúrgica – A operação é feita por toracotomia esquerda, e existem várias técnicas de correção.

A mais antiga e provavelmente a mais efetiva forma de correção da coarctação da aorta consiste na ressecção do segmento estenosado, seguida de anastomose terminoterminal da aorta.

Outra técnica muito empregada, especialmente em crianças pequenas, é a aortoplastia com a artéria subclávia esquerda. A subclávia é dividida, incisada longitudinalmente, invertida e suturada sobre a zona coarctada, ampliando-se, assim, o seu diâmetro.

A ampliação da zona estenosada da aorta também pode ser feita com enxerto sintético ou biológico. É a chamada aortoplastia com enxerto. Apreciável incidência de formação de aneurisma tem sido relatada com essa técnica.

Finalmente, em casos complicados, especialmente em adultos, a coarctação da aorta pode ser corrigida com a utilização de enxerto tubular de dácron.

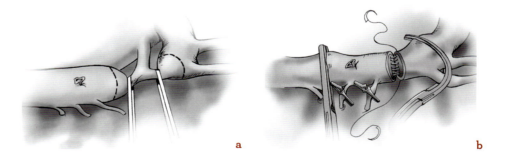

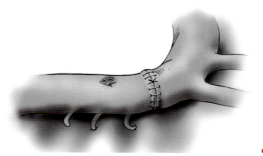

**Figura 25:** a) Região do istmo aórtico amplamente dissecada. Linha pontilhada mostra área da aorta a ser ressecada; b,c) Técnica de ressecção da coarctação da aorta e reconstrução com anastomose término-terminal

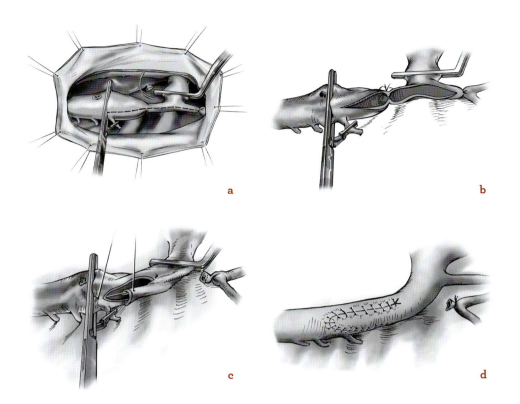

**Figura 26:** Correção da coarctação da aorta pela técnica de aortoplastia com a artéria subclávia esquerda. a) Linha pontilhada mostra local a ser incisado e ligadura da artéria subclávia; b) Aorta e artéria subclávia incisadas; c) Artéria subclávia seccionada e início da sutura; d) Aspecto final da operação

Resultados – As complicações pós-operatórias da correção da coarctação incluem sangramento e formação de hemotórax, dor abdominal por "íleo", hipertensão arterial sistêmica que desaparece em crianças, mas algumas vezes persiste em adultos, e raramente paraplegia (0,4%). A mortalidade é de cerca de 5% em neonatos e de <1% após o 3º mês de vida.

## MISCELÂNEA

As 7 cardiopatias congênitas acianóticas descritas (PCA, CIA, CIV, defeitos do canal A-V, estenose pulmonar, estenose aórtica e coarctação da aorta) correspondem a cerca de 95% de todas anomalias desse grupo. Os 5% restantes incluem malformações raras, tais como janela aortopulmonar, origem anômala da artéria coronária esquerda, fístulas coronarianas, anomalias do arco aórtico e doença de Ebstein. Outras ainda mais raras seriam o aneurisma do seio de Valsalva, o cor triatriatum, a valva mitral em paraquedas e a síndrome da cimitarra.

Janela aortopulmonar é uma comunicação entre a aorta ascendente e o tronco da artéria pulmonar. O quadro simula a persistência do canal arterial, porém com muito maior gravidade. A cirurgia é feita com circulação extracorpórea, e o fechamento da fístula é feito com enxerto e preferencialmente através da aortotomia.

Na origem anômala da artéria coronária esquerda, esse vaso origina-se da artéria pulmonar, determinando importante isquemia miocárdica e resultando em verdadeira cardiomiopatia isquêmica, acompanhada frequentemente de insuficiência mitral. A cirurgia é feita com circulação extracorpórea e consiste na desinserção da coronária da artéria pulmonar e sua implantação na aorta.

Fístulas coronarianas consistem na desembocadura de um dos ramos das artérias coronárias em câmaras de baixa pressão (átrio direito, ventrículo direito, seio coronário e artéria pulmonar). A operação consiste no fechamento dessa comunicação, o que pode, em algumas ocasiões, ser feito sem circulação extracorpórea.

As anomalias do arco aórtico mais comuns são o duplo arco aórtico, o arco aórtico à direita com canal arterial à esquerda e a artéria subclávia direita retroesofágica. Essas malformações produzem compressão do esôfago e traqueia. São corrigidas por toracotomia esquerda, ampla dissecção para liberação do esôfago e da traqueia e secção dos vasos anômalos que comprimem aqueles órgãos.

A doença de Ebstein é uma rara malformação na qual os folhetos septal e posterior da valva tricúspide estão deslocados para um plano abaixo do anel valvar. A cúspide anterior é sempre normal. O espectro anatômico é muito amplo, mas, de um modo geral, o ventrículo direito fica dividido em duas partes. A primeira porção fica integrada funcionalmente ao átrio direito (ventrículo atrializado), e a outra, que compreende a porção trabecular e a via de saída, é o ventrículo funcional. Da mesma forma que a anatomia, o espectro clínico da doença é muito variável. A cirurgia está indicada nos casos sintomáticos. Há uma grande variedade de técnicas que usam o folheto anterior para realizar a plastia; nenhuma delas completamente satisfatória. Num percentual apreciável de casos, impõe-se a substituição da valva tricúspide.

## CARDIOPATIAS CONGÊNITAS CIANÓTICAS

Ao contrário do que ocorre com as cardiopatias congênitas acianóticas, as malformações cianóticas frequentemente exigem procedimentos paliativos, quer como uma primeira etapa do tratamento, quer como uma maneira definitiva de prolongar a vida. Dentre esses procedimentos, os mais comuns são a operação de Blalock-Taussig, a operação de Glenn e a atriosseptostomia.

## OPERAÇÃO DE BLALOCK-TAUSSIG

A anastomose da artéria subclávia com a artéria pulmonar é indicada com o objetivo de aumentar o fluxo sanguíneo pulmonar em cardiopatias congênitas cianóticas, que se caracterizam por hipofluxo para os pulmões devido à estenose pulmonar, tais como a tetralogia de Fallot, a atresia pulmonar, a atresia tricúspide e outras anomalias complexas. A operação é particularmente uma boa indicação nos casos com artérias pulmonares de pequeno diâmetro.

A operação de Blalock-Taussig clássica é realizada por toracotomia posterolateral através do 4º espaço intercostal no lado da artéria inominada. A artéria pulmonar e a artéria subclávia são cuidadosamente dissecadas. A artéria subclávia é seccionada o mais distalmente possível, passada por detrás do nervo vago e anastomosada à artéria pulmonar. A permeabilidade da anastomose é avaliada pela palpação de frêmito contínuo na artéria pulmonar, por diminuição da pressão diastólica sistêmica e por um aumento da saturação de oxigênio. Baixo fluxo através do "shunt" pode decorrer de hipotensão arterial, que pode ser revertida com o uso de drogas inotrópicas, ou por um estiramento excessivo da artéria subclávia, o qual pode necessitar de dissecção da artéria carótida, afim de se obter maior comprimento e mobilidade do vaso.

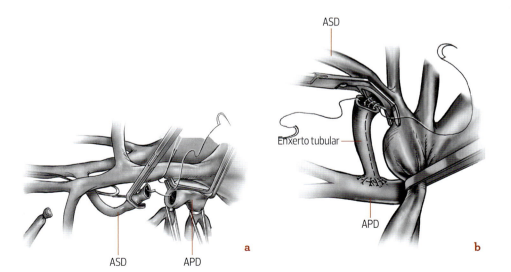

**Figura 27:** a) Operação de Blalock-Taussig clássica na qual a artéria subclávia direita (ASD) é seccionada e anastomosada à artéria pulmonar direita (APD); b) Operação de Blalock modificada, na qual um seguimento de enxerto tubular é interposto entre a artéria subclávia e a artéria pulmonar

A operação de Blalock modificada consiste na interposição de um enxerto tubular entre a artéria subclávia e a artéria pulmonar. Essa operação é tecnicamente mais fácil e pode ser realizada tanto à direita quanto à esquerda. Entretanto, o "shunt" à direita é mais facilmente fechado durante a correção definitiva. A esternotomia mediana é uma alternativa para situações especiais ou a depender da preferência do cirurgião.

## OPERAÇÃO DE GLENN

A operação clássica de Glenn consiste na anastomose da veia cava superior com o ramo direito da artéria pulmonar. Essa técnica, raramente utilizada nos dias atuais, foi modificada, existindo diversas variações. A mais usada consiste na secção da veia cava superior e anastomose do seu coto distal na face superior do ramo direito da artéria pulmonar (Glenn bidirecional). Essa operação exige a utilização de circulação extracorpórea ou de uma derivação temporária da veia inominada para o átrio direito.

A operação de Glenn é particularmente indicada na atresia tricúspide, ventrículo único e em outras anomalias para as quais não existe correção intracardíaca. Ela tem como vantagens enviar, para oxigenação, sangue inteiramente venoso, sob baixa pressão, e não acarretar sobrecarga ao coração. Contudo, essa cirurgia exige que as artérias pulmonares tenham diâmetro suficiente, sendo pouco aplicável a crianças nos primeiros 6 meses de vida.

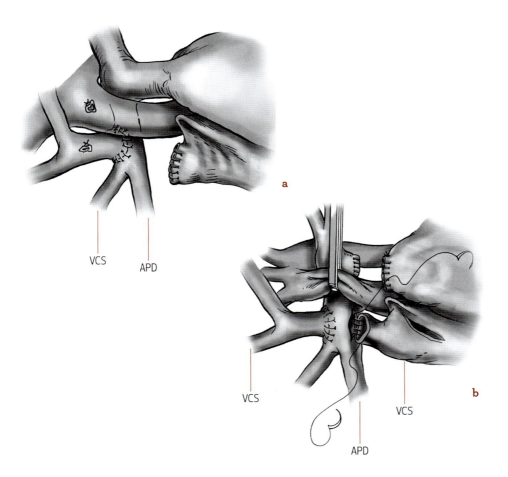

**Figura 28:** a) Operação de Glenn bidirecional na qual a veia cava superior (VCS) é seccionada e seu coto distal é anastomosado à artéria pulmonar direita (APD); b) Uma das variantes técnicas da operação de Fontan na qual todo o sangue venoso é direcionado diretamente aos pulmões através da anastomose de ambos os cotos da veia cava superior com a artéria pulmonar e fechamento da CIA

## ATRIOSSEPTOSTOMIA

A criação de uma comunicação interatrial que permita a mistura do sangue na transposição das grandes artérias, anomalia na qual as circulações sistêmica e pulmonar funcionam em paralelo, foi descrita em 1950 por Blalock e Hanlon. Essa engenhosa operação, realizada através de toracotomia direita, caiu em desuso com o advento da septostomia com balão, descrita por Rashkind, em 1966. A septostomia com balão é atualmente monitorada por ecocardiografia, dispensando-se o cateterismo cardíaco. Entretanto, a técnica é aplicável apenas em neonatos. Crianças maiores nas quais está indicada a abertura do septo interatrial são submetidas à operação com oclusão temporária das veias cavas. A septosstomia atrial também está indicada em neonatos com atresia tricúspide ou drenagem anômala total das veias pulmonares que tenham CIA restritiva.

# TETRALOGIA DE FALLOT

Definição – A tetralogia de Fallot é uma cardiopatia congênita caracterizada pela presença de ampla comunicação interventricular, obstrução da via de saída do ventrículo direito, dextroposição da aorta e hipertrofia ventricular direita.

Considerações gerais – A tetralogia de Fallot é a mais comum cardiopatia congênita cianótica. A tetralogia de Fallot clássica deve ser distinguida da forma complicada, à qual se associam outros defeitos, tais como atresia pulmonar, canal A-V total e agenesia da valva pulmonar.

Na tetralogia de Fallot, graças à existência de estenose pulmonar e comunicação interventricular, ocorre "shunt" direito-esquerdo em nível ventricular e subsequente hipoxemia. O espectro clínico é variável e depende da severidade da estenose pulmonar. A estenose pulmonar pode ser infundibular isolada, infundíbulo-valvar com anel pulmonar normal, infundíbulo-valvar com anel pulmonar hipoplásico e hipoplasia difusa da via de saída do ventrículo direito. Tipicamente, a CIV é subaórtica, grande e única. O diâmetro das artérias pulmonares é variável, e elas podem ser bem-desenvolvidas ou hipoplásicas. Estenose na origem do ramo esquerdo da artéria pulmonar não é infrequente. A dextroposição da aorta não deve ultrapassar 50%. Se excede a 50%, a condição passa a se chamar dupla via de saída do ventrículo direito, com estenose pulmonar. Entretanto, os critérios para o tratamento cirúrgico são similares à tetralogia de Fallot. Anomalias associadas ao Fallot clássico incluem persistência do canal arterial (4%), veia cava superior esquerda (8%), anomalias de coronárias (5%) e CIV múltiplas (2,5%).

Diagnóstico – O quadro clínico é caracterizado por cianose, baqueteamento digital, dispneia de esforço, crises de hipóxia e sopro sistólico no foco pulmonar. O eletrocardiograma revela hipertrofia ventricular direita, e os raios X tipicamente revelam área cardíaca normal com levantamento da ponta, ausência da artéria pulmonar (imagem dita de tamanco holandês) e diminuição da circulação pulmonar. O diagnóstico definitivo é feito por ecocardiografia biplana. Cateterismo cardíaco e angiocardiografia são indicados apenas se existe alguma suspeita de anomalia associada.

Indicação Cirúrgica – O tipo de conduta a ser adotada em crianças sintomáticas nos dois primeiros anos de vida continua controverso. Alguns centros preferem realizar a correção em dois tempos. O primeiro consiste numa operação de Blalock; outros, porém, preferem a correção intracardíaca primária. Após os dois anos de idade, a correção intracardíaca se impõe em todos os casos.

Técnica Cirúrgica – Quando indicada, a operação de Blalock-Taussig é realizada como descrita anteriormente. A correção definitiva é feita através de esternotomia e circulação extracorpórea convencional e consiste basicamente no alívio da estenose pulmonar e no fechamento da comunicação interventricular. A estenose pulmonar é basicamente tratada pela ressecção de ambos os ramos da crista supraventricular e valvotomia pulmonar. Continua, porém, indefinida a melhor maneira de se realizar a operação: se por ventriculotomia transversa, por ventriculotomia longitudinal ou por via atriopulmonar. A ampliação da via de saída do ventrículo direito, incluindo ou não o anel pulmonar, é frequentemente obrigatória para se eliminar gradiente residual. Alguns centros têm advogado a colocação de uma monocúspide ao tempo da correção inicial, enquanto outros advogam a substituição da valva pulmonar com homoenxerto, se necessário, no pós-operatório tardio.

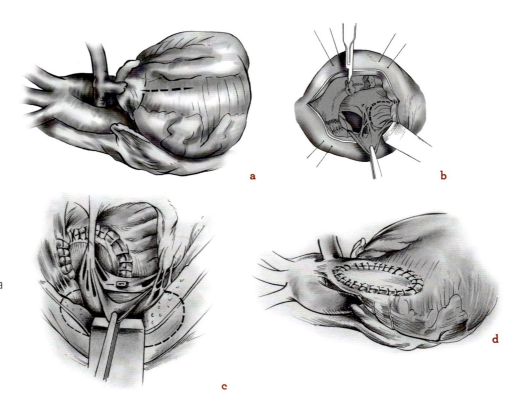

**Figura 29:** Correção intracardíaca da Tetralogia de Fallot: a) Ventriculotomia longitudinal; b) Ressecção da estenose infundibular; c) Fechamento da CIV; d) Ampliação da via de saída do VD

Resultados – A correção intracardíaca da tetralogia de Fallot é atualmente realizada com mortalidade inferior a 5%. Os resultados tardios também são muito satisfatórios, muito embora um pequeno percentual de pacientes venha a necessitar da reoperação por causa de CIV residual, gradiente acentuado na via de saída do VD e insuficiência pulmonar.

## ATRESIA TRICÚSPIDE / VENTRÍCULO ÚNICO

*Definição e considerações gerais* – A atresia tricúspide é rara, correspondendo a 0,5% de todas as cardiopatias congênitas. A malformação é caracterizada por uma falência completa no desenvolvimento da valva tricúspide que é substituída por tecido muscular, tecido fibroadiposo ou uma membrana atrésica. A CIA é do tipo "Ostium secundum" ou amplo forâmen oval patente. O fluxo sanguíneo pulmonar se faz por uma CIV que comunica o ventrículo esquerdo com o infundíbulo do VD e com a artéria pulmonar. Alternativamente, pode existir atresia pulmonar, e a circulação para os pulmões fica dependente do canal arterial e de circulação colateral.

Em 70% dos casos, a conexão ventrículo-arterial é normal, e em 30% é discordante (transposição). Nos casos com transposição, a aorta origina-se do pequeno ventrículo direito, e o fluxo sistêmico é limitado pelo tamanho da CIV. A estenose pulmonar geralmente é valvular. Anomalias associadas, especialmente veia cava superior esquerda e coarctação da aorta, são frequentes.

Três tipos de atresia tricúspide são individualizadas de acordo com a posição dos grandes vasos e com o fluxo pulmonar:

– Hipofluxo pulmonar e conexão ventrículo-arterial normal (51%). A cianose é dependente dos tamanhos da CIV e da artéria pulmonar.

– Hiperfluxo pulmonar (30%) com ou sem transposição, resultado da presença de grande CIV e ausência de estenose pulmonar. O fechamento progressivo da CIV determina estenose pulmonar (com ou sem transposição) ou estenose subaórtica (casos com transposição).

– Formas balanceadas nas quais o fluxo pulmonar é próximo do normal.

Modernamente, a atresia tricúspide é incluída na classificação de ventrículo único, haja vista ser a hemodinâmica muito similar e o tratamento seguir as mesmas regras.

Na dupla via de entrada do ventrículo único, o paciente tem as duas valvas atrioventriculares, e o ventrículo dominante usualmente tem a morfologia de ventrículo esquerdo. Da mesma forma que na atresia tricúspide, a conexão ventrículo-arterial pode ser concordante ou discordante (transposição). Também o fluxo pulmonar vai depender do tamanho da CIV e da estenose pulmonar.

Existe também o ventrículo único com uma valva A-V única. Nessa anomalia, inclui-se o canal A-V total desbalanceado, a heterotaxia (também chamada síndrome da asplenia ou isomerismo atrial), cuja característica fundamental é uma pobre diferenciação entre os lados direito e esquerdo do coração, e a atresia mitral, que mais comumente faz parte da hipoplasia do ventrículo esquerdo ou da síndrome de Shone.

Diagnóstico – O quadro clínico da atresia tricúspide/ventrículo único é dominado por cianose de grau variável e dependente do fluxo pulmonar. Ausculta-se um sopro sistólico resultante da obstrução do fluxo pulmonar ou sistêmico. A avaliação do fluxo pulmonar é feita pelo raios X do tórax e pela monitorização da saturação de oxigênio. Hipertrofia ventricular esquerda no eletrocardiograma é sugestiva de atresia tricúspide. O diagnóstico definitivo com todos os detalhes anatômicos é facilmente estabelecido com ecoDopplercardiografia bidimensional, não havendo necessidade de cateterismo cardíaco.

Técnica cirúrgica – No recém-nascido com atresia tricúspide/ventrículo único, três procedimentos cirúrgicos podem ser utilizados. Em recém-natos com CIA restritiva, a septostomia com balão é urgentemente realizada. As formas associadas com hiperfluxo pulmonar são tratadas com cerclagem da artéria pulmonar. O mais frequente, entretanto, é intensa cianose por hipofluxo pulmonar e, nessa situação, um Blalock modificado deve ser imediatamente indicado.

Em crianças maiores de 6 meses, a segunda etapa do tratamento cirúrgico deve ser realizada, e a operação indicada é o Glenn bidirecional, conforme descrito anteriormente.

Em 1971, Fontan e Baudet descreveram o que chamaram de correção fisiológica da atresia tricúspide. Classicamente, essa operação consistia na realização de uma operação clássica de Glenn, na qual todo o sangue da veia cava superior era desviado para o pulmão direito, bem como na colocação de uma prótese biológica no orifício de entrada no átrio direito da veia cava inferior, no fechamento da CIA e na conexão da auriculeta direita com o tronco da artéria pulmonar, utilizando-se um homoenxerto aórtico. A chamada operação de Fontan consiste, portanto, num "bypass" total do ventrículo direito. Ao longo dos anos, essa operação sofreu muitas modificações, e são inúmeras as variantes técnicas dela.

De um modo geral, há concordância em que o tratamento cirúrgico da atresia tricúspide inclua as duas primeiras etapas: 1) paliação no período neonatal como acima mencionado; 2) Glenn bidirecional como segundo tempo. Com relação ao terceiro tempo, ou seja, a criação da chamada circulação tipo Fontan, que inclui o desvio para os pulmões do sangue da veia cava inferior, há discussões sobre se ela deve ser realizada e, em caso afirmativo, qual técnica utilizar.

Resultados – Os resultados do Glenn bidirecional são bons, e a maioria das crianças consegue manter por bastante tempo uma saturação arterial de O2 acima de 85%. Entretanto, na evolução tardia, muitos desses pacientes voltam a ficar insaturados, sendo uma das causas principais a formação de fístulas pulmonares. Os resultados imediatos da operação de Fontan são excelentes, com mortalidade operatória de cerca de 5%. A sobrevida após 10 anos é de 91%, mas uma série de complicações, tais como arritmias e enteropatia por perda de proteínas, diminui a qualidade de vida em muitos doentes.

# ATRESIA PULMONAR COM SEPTO INTERVENTRICULAR INTACTO

Definição e considerações gerais – A atresia pulmonar com septo interventricular intacto se caracteriza por atresia da valva pulmonar. O tronco da artéria pulmonar é normal na maioria dos casos. Existe variabilidade com relação ao tamanho e à morfologia do ventrículo direito: pode ser hipoplásico ou chegar a ter tamanho normal. A valva tricúspide usualmente tem morfologia normal. O lado direito do coração é descomprimido através de uma CIA ou forâmen oval patente. Essa anomalia é canal dependente, ou seja, a sobrevivência ao período neonatal exige alguma forma de tratamento emergencial. Uma importante característica da atresia pulmonar é que cerca de 10-20% dos pacientes apresentam estenose da porção proximal de uma, duas ou das três artérias coronárias. Nesses casos, a circulação coronária do ventrículo esquerdo é dependente de fístulas que se formam a partir do ventrículo direito. Por isso, em muitas ocasiões, a descompressão do VD acarreta enfarte maciço do VE e morte.

Diagnóstico – O quadro clínico é dominado por intensa cianose. Raramente se ausculta sopro. Os raios X mostram pobreza da circulação pulmonar, e o eletrocardiograma revela diminuição das forças elétricas do coração direito. O diagnóstico é feito por ecoDopplercardiografia, que pode inclusive detectar a presença de fístulas coronárias. Idealmente, a coronariografia deve ser feita em todos os pacientes com atresia pulmonar e septo interventricular intacto.

Tratamento cirúrgico – Desde que, por definição, neonatos com atresia pulmonar e septo interventricular intactos são canal e prostaglandina dependentes, a cirurgia deve ser feita o mais rápido possível. A primeira etapa do tratamento cirúrgico consiste em se realizar um "shunt" do tipo Blalock modificado e/ou a descompressão do ventrículo direito por um "patch" colocado na via de saída do ventrículo direito.

A segunda etapa da operação depende do desenvolvimento do ventrículo direito e da valva tricúspide nos dois primeiros anos após a operação. Se o desenvolvimento dessas estruturas se processa satisfatoriamente, a correção pode ser feita "com dois ventrículos", ou seja, realiza-se a ampliação da via de saída do ventrículo direito, preferencialmente obtida com um homoenxerto. Se o desenvolvimento do VD não é suficiente para suportar todo o retorno venoso sistêmico, realiza-se a chamada "correção com 1,5 ventrículo", ou seja, o coração direito é descomprimido com a associação de um Glenn bidirecional. Nos casos em que persiste severa hipoplasia, a conduta cirúrgica é igual à adotada para a atresia tricúspide.

Resultados – Os resultados do tratamento cirúrgico da atresia pulmonar com septo interventricular intacto dependem da sobrevida à paliação no período neonatal e do subsequente desenvolvimento do ventrículo direito. Exceto em centros muito especializados, a morbimortalidade desse tipo de procedimento continua elevada.

# TRANSPOSIÇÃO DAS GRANDES ARTÉRIAS

Definição e considerações gerais – A transposição das grandes artérias (TGA) é uma cardiopatia congênita, na qual a aorta se origina do ventrículo direito, e a artéria pulmonar, do ventrículo esquerdo. Quando não existem defeitos associados, diz-se que a transposição é simples. Contudo, em cerca de 20% dos casos, existe associadamente uma comunicação interventricular e, em cerca de 5%, obstrução da via de saída do ventrículo esquerdo, seja funcional, devido ao desvio do septo por maior pressão do ventrículo direito, seja por estenose valvar pulmonar.

Existe na TGA uma grande variedade anatômica das artérias coronárias. Seu conhecimento é muito importante do ponto de vista cirúrgico.

A circulação na TGA se faz em paralelo, ou seja, o sangue venoso que chega ao ventrículo direito volta para o corpo pela aorta, enquanto o sangue dos pulmões chega ao ventrículo esquerdo e volta para os pulmões pela artéria pulmonar.

A morte sobrevém dias após o nascimento, quando o canal arterial começa a fechar, a não ser que exista uma comunicação entre as duas circulações através de forâmen oval patente, CIA ou CIV. A septostomia com balão introduzida por Rashkind, em 1966, veio mudar a história natural da TGA permitindo sobrevida do paciente além dos primeiros dias de vida.

Diagnóstico – O diagnóstico de TGA deve ser feito nos primeiros dias de vida. O quadro clínico é caracterizado por extrema hipoxemia e acidose, apesar de os raios X mostrarem aumento da circulação pulmonar. Radiograficamente, a imagem cardíaca é característica, pois, devido ao posicionamento anteroposterior das grandes artérias, o coração assume uma "forma de ovo". O diagnóstico é feito através de ecocardiografia biplana, e atualmente o estudo hemodinâmico raramente é indicado.

Indicação cirúrgica – O diagnóstico de TGA é por si só indicação para a cirurgia. A correção anatômica (operação de Jatene) está agora firmemente estabelecida como o procedimento de escolha. Em pacientes com CIV ou PCA, a cirurgia de Jatene pode ser retardada por semanas ou meses. Na TGA simples, admite-se, atualmente, que ela pode ser realizada até a 2ª ou 4ª semana de vida, a depender da função do ventrículo esquerdo. Após essa idade, devido à queda na resistência vascular pulmonar, o ventrículo esquerdo torna-se desaptado para suportar a circulação sistêmica após a correção. A partir dessa idade, é aconselhável ou fazer uma preparação prévia do ventrículo esquerdo (operação de Blalock + cerclagem da artéria pulmonar) por alguns dias, ou realizar a correção atrial.

A correção atrial (Senning ou Mustard) é, no presente, reservada a crianças que, excepcionalmente, devido à presença de uma grande CIA, atingem espontaneamente uma idade maior ou em serviços sem experiência, ou, sem estrutura para realizar cirurgia cardíaca pediátrica em neonatos.

Técnica Cirúrgica – Existem 2 técnicas para a correção por via atrial: a técnica de Mustard e a de Senning. Na operação de Mustard, todo o septo interatrial é ressecado, seguindo-se a sutura de um enxerto de pericárdio, invertendo-se a circulação no nível dos átrios. Assim, o sangue das veias cavas é direcionado para a valva mitral e, consequentemente, para o ventrículo esquerdo e a artéria pulmonar, e o sangue das veias pulmonares é desviado para a valva tricúspide e, consequentemente, para o ventrículo direito e a aorta.

**Figura 30:** Correção da TGA em nível atrial pela técnica de Mustard: a) Excisão do septo interatrial; b) Atrioseptoplastia invertendo o fluxo sanguíneo em nível atrial; c) Ampliação do novo átrio esquerdo

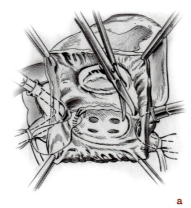
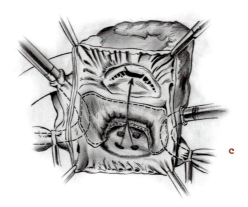
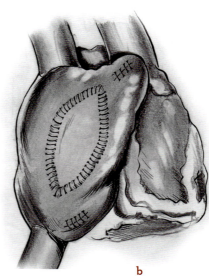

O princípio da operação de Senning é semelhante, só que se utiliza a parede do próprio átrio para a inversão da circulação, dispensando-se o uso de enxerto.

Na correção anatômica arterial, pela técnica de Jatene, os grandes vasos são seccionados e anastomosados um com o outro após a aorta passar por detrás da artéria pulmonar (manobra de Lepconte), translocando-se as artérias coronárias para a nova aorta.

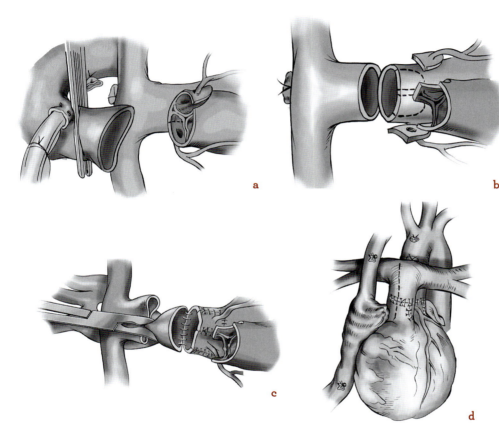

**Figura 31:** Correção anatômica da TGA pela técnica de Jatene:
a) Secção da aorta;
b) Secção da artéria pulmonar e desinserção dos óstios coronários;
c) Anastomose dos óstios coronários na porção proximal da artéria pulmonar (nova aorta) e anastomose desta com o coto distal da aorta; d) Reconstrução da artéria pulmonar e aspecto final da operação

Resultados – Os resultados da cirurgia da TGA através da correção anatômica são excepcionalmente bons, e a mortalidade em muitas séries é inferior a 10%. No pós-operatório tardio, incluem-se, entre as complicações descritas, estenose pulmonar residual e insuficiência aórtica.

A correção atrial há muitos anos é realizada com morbi-mortalidade muito baixa: menos de 5% em várias séries. O pós-operatório tardio, contudo, não parece ser tão favorável quanto à correção anatômica devido a arritmias e à falência do ventrículo direito (ventrículo sistêmico).

## DRENAGEM ANÔMALA TOTAL DAS VEIAS PULMONARES

Definição e características gerais – A drenagem anômala total das veias pulmonares (DATVP) é uma rara anomalia, na qual as quatro veias pulmonares se reúnem num tronco coletor comum que drena no lado direito do coração. A circulação sistêmica é mantida por um forâmen oval patente ou por comunicação interatrial. Por isso o ventrículo esquerdo é frequentemente hipoplásico.

Existem 4 tipos de DATVP: 1) tipo supracardíaco, no qual o tronco coletor drena na veia inominada ou na veia cava superior; 2) o tipo cardíaco, no qual a drenagem se faz no seio coronário; 3) o tipo infracardíaco, no qual o tronco coletor atravessa o diafragma e drena na veia cava inferior; 4) o tipo mixto.

A DATVP é uma cardiopatia congênita cianótica de mistura, pois todo o sangue das duas circulações se junta no lado direito do coração. Há hiperfluxo pulmonar e, precocemente, desenvolve-se hipertensão arterial pulmonar. Por isso a cirurgia é indicada tão logo o diagnóstico seja estabelecido.

Diagnóstico – O quadro clínico é variável de acordo com o grau de obstrução do tronco coletor venoso. Se a obstrução é severa, o quadro é desesperador com cianose e hipotensão logo após o nascimento. Os raios X revela edema pulmonar e uma imagem característica do coração chamada "imagem em boneco de neve". O eletrocardiograma mostra hipertrofia ventricular direita. O diagnóstico definitivo é feito por ecoDopplercardiografia.

Técnica cirúrgica – Nos tipos supra e infracardíaco, a correção consiste em se anastomosar o tronco coletor comum com o átrio esquerdo. A veia coletora é ligada. O forâmen oval ou CIA deve ser fechado com enxerto, procurando-se ampliar o átrio esquerdo. A correção da DATVP é mais facilmente realizada com hipotermia profunda e curto período de parada circulatória.

Na DATVP do tipo cardíaco, a cirurgia é mais simples e inteiramente realizada através de atriotomia direita: o seio coronário é alargado e conectado ao átrio esquerdo pela sutura de um amplo enxerto.

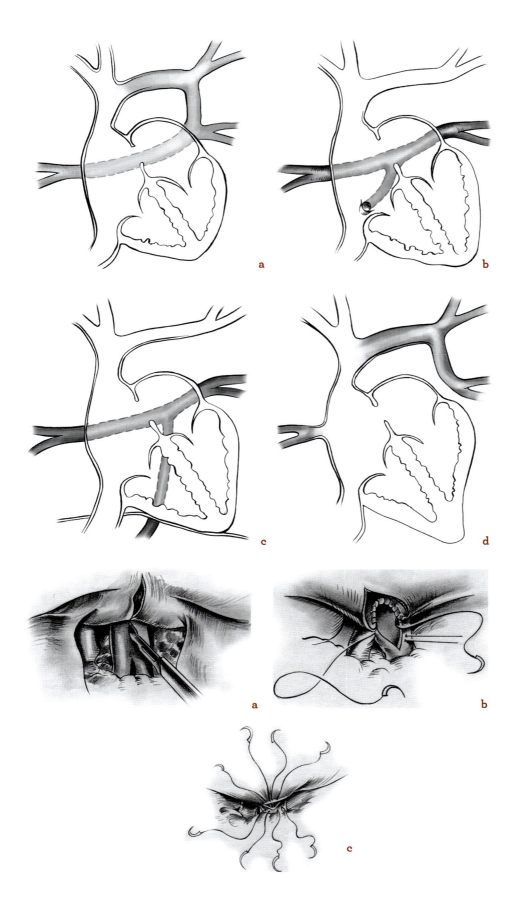

**Figura 32:** Tipos de drenagem anômala total das veias pulmonares (DATVP): a) Tipo supracardíaco; b) Tipo cardíaco; c) Tipo infracardíaco; d) Tipo misto. (Para descrição, vide texto)

**Figura 33:** Correção da DATVP tipo supracardíaco observando-se: a) Incisão do tronco venoso coletor comum e da parede posterior do átrio esquerdo; b) Anastomose dessas duas estruturas; c) Final da anastomose. O tronco venoso coletor comum é ligado próximo a sua desembocadura na veia inominada

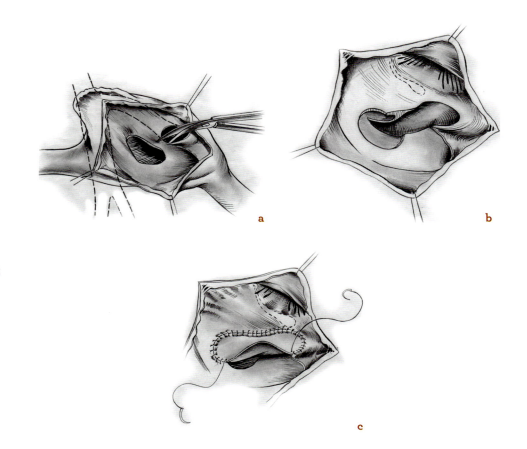

**Figura 34:** Correção da DATVP tipo cardíaco: a) Excisão do septo interatrial em direção ao seio coronário; b) Cria-se uma ampla comunicação entre a CIA e o seio coronário; c) Um enxerto é suturado em volta dessas estruturas desviando o sangue das veias pulmonares para o átrio esquerdo

Resultados – Mesmo em centros especializados, a mortalidade da correção da DATVP ainda é elevada, podendo alcançar 20%.

# TRONCO ARTERIAL COMUM

Definição e considerações gerais – O tronco arterial comum (TAC) é uma anomalia na qual um único vaso emerge do coração, dando origem às circulações coronária, pulmonar e sistêmica. Existem 3 tipos de TAC, de acordo com a morfologia de origem da artéria pulmonar: 1) Tipo I, no qual nasce um tronco pulmonar único que se divide após sua origem; 2) Tipo II, no qual as duas artérias pulmonares nascem separadamente, mas no mesmo nível; 3) Tipo III, no qual as duas artérias pulmonares nascem completamente separadas uma da outra.

A valva troncoconal é única e frequentemente malformada. Logo abaixo da valva troncoconal, existe uma ampla comunicação interventricular.

O TAC recebe o sangue de ambos os ventrículos e, por isso, diz-se que é uma cardiopatia congênita cianótica de mistura comum. Existe grande hiperfluxo pulmonar e rápido desenvolvimento de hipertensão arterial pulmonar. A cirurgia corretiva deve ser feita, de preferência, nos dois ou três primeiros meses de vida.

Anomalias associadas podem estar presentes, especialmente a interrupção do arco aórtico.

Diagnóstico – O quadro clínico é dominado por insuficiência cardíaca e moderada cianose. Os raios X mostram acentuado aumento da circulação pulmonar. O diagnóstico definitivo é feito por ecocardiografia. Cateterismo cardíaco para avaliação da resistência pulmonar é reservado para crianças maiores de três meses de vida.

Técnica cirúrgica – A cirurgia corretiva do TAC consiste de 4 etapas básicas: 1) desconexão da artéria pulmonar do TAC; 2) fechamento com enxerto do TAC, que passa a ser a aorta; 3) ventriculotomia e fechamento da CIV; 4) conexão da artéria pulmonar com o ventrículo direito. Para essa última etapa, existem várias técnicas. Provavelmente, a melhor é a utilização de um conduto valvulado, de preferência um homoenxerto pulmonar criopreservado.

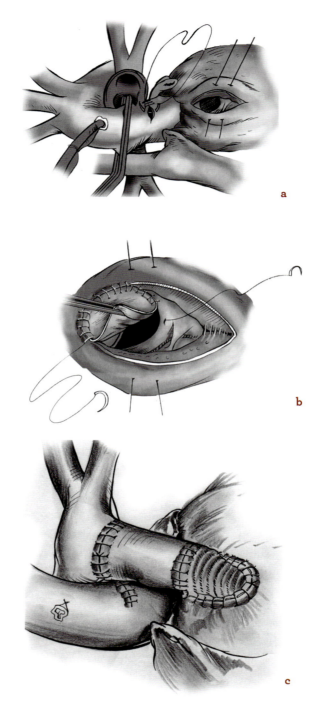

**Figura 35:** Correção do tronco arterial comum (Operação de Rastelli):
a) Desinserção do tronco da artéria pulmonar da aorta e fechamento do orifício:
b) Fechamento da CIV;
c) Colocação de um conduto valvado entre o tronco da artéria pulmonar e a ventriculotomia direita

Resultados – A correção do TAC no período neonatal resulta presentemente em baixa mortalidade, inferior a 10%, embora na evolução tardia a maioria dos pacientes venha a necessitar de substituição do conduto valvulado.

## ANOMALIAS COMPLEXAS

Existem cardiopatias congênitas cianóticas complexas para as quais ou não existe possibilidade de correção ou as técnicas existentes apresentam resultados muito ruins na maioria dos serviços. É o caso, por exemplo, da hipoplasia do coração esquerdo. Graças ao desenvolvimento da ecocardiografia fetal, em muitos países tem-se aconselhado nesses casos a interrupção da gravidez. Outra possibilidade terapêutica para cardiopatias complexas é o transplante cardíaco. O transplante cardíaco pediátrico vem-se firmando em muitos centros como um procedimento terapêutico válido.

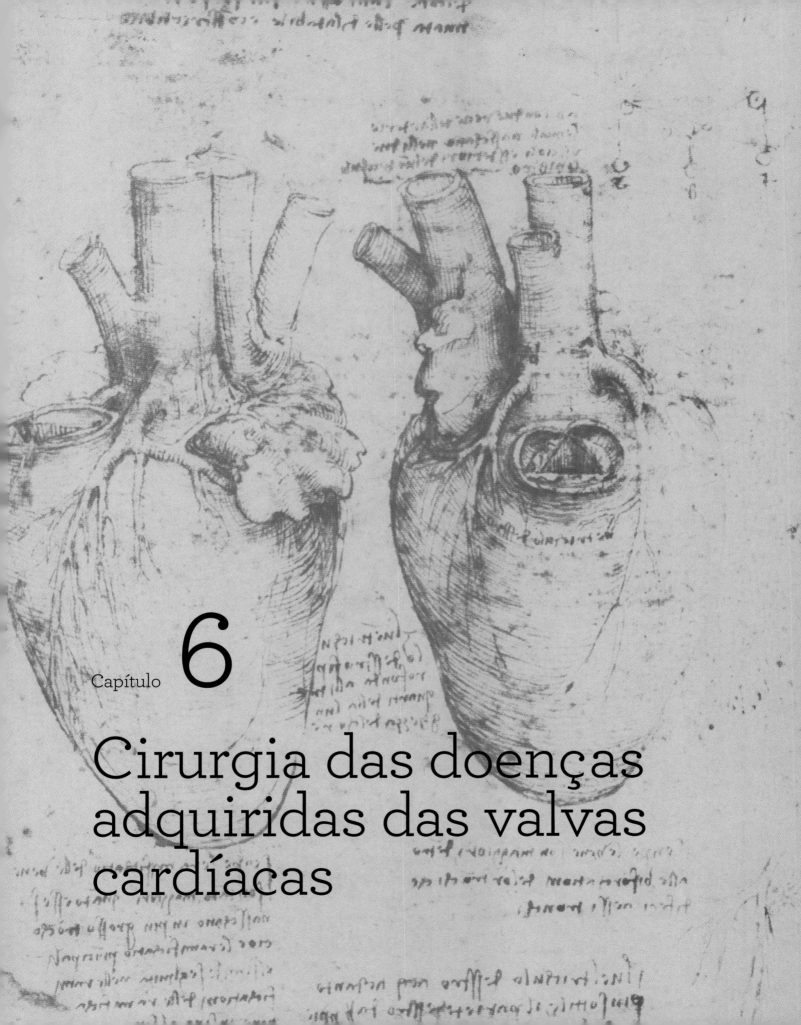

Capítulo 6

# Cirurgia das doenças adquiridas das valvas cardíacas

# CONSIDERAÇÕES GERAIS

As valvas mitral e aórtica, e menos frequentemente a valva tricúspide, podem ser lesadas por doenças adquiridas após o nascimento, dando origem ao que genericamente se chama valvopatia adquirida. Existem dados relativos à etiopatogenia, ao diagnóstico e ao tratamento cirúrgico que são comuns a todos os tipos de valvopatia. Esses aspectos serão discutidos de uma forma conjunta, sob o título de considerações gerais, antes de abordarmos cada valvopatia especificamente.

## ETIOPATOGENIA

As causas de lesões adquiridas das valvas cardíacas incluem febre reumática, degeneração mixomatosa, endocardite infecciosa, degeneração cística da média, sífilis, aterosclerose e trauma.

A febre reumática provoca uma pancardite, especialmente valvulite. Forma-se tecido fibroso, podendo ocorrer deposição lipídica e calcificação.

Essas alterações, na valva mitral, podem determinar fusão dos folhetos e retração e fusão das cordas tendinosas, produzindo estenose mitral. Alternativamente, pode ocorrer retração dos folhetos e alongamento das cordas, provocando insuficiência mitral. Frequentemente, coexistem essas duas situações – denominadas dupla lesão mitral.

Na valva aórtica, quase sempre coexistem fusão e retração das lacínias ou seja, estenose e insuficiência aórtica.

Frequentemente, a febre reumática lesa mais de uma valva cardíaca. São as lesões multivalvares.

A degeneração mixomatosa decorre da substituição do ácido mucopolissacáride do colágeno nas lacíneas da valva mitral. Estas se tornam redundantes e prolapsam para o átrio esquerdo, produzindo insuficiência mitral. O maior estiramento e alongamento das cordas tendinosas podem resultar em rotura delas e agravamento da insuficiência mitral.

A endocardite infecciosa acarreta destruição de tecido valvar com perfuração das lacínias e rotura de cordas tendinosas. Frequentemente, encontram-se vegetações. A valva aórtica é a mais persistentemente afetada, mas a infecção pode assestar-se nas outras valvas (mitral, tricúspide e pulmonar), podendo ocorrer em valva nativa normal, valva previamente doente ou prótese valvar.

A degeneração cística da média caracteriza-se por deposição, na camada média da aorta, de substância amorfa basófila, o que leva à formação de microcistos. As fibras elásticas são progressivamente substituídas pelos cistos. O processo inicia-se nos seios de Valsava, e a insuficiência aórtica decorre de dilatação ânulo-aórtica. A degeneração cística da média pode estar associada, ou não, à síndrome de Marfan.

Na sífilis cardiovascular, a alteração básica é uma mesoaortite, na qual há perda do tecido normal, que é substituído por tecido cicatricial. Ocorre dilatação da aorta, o que faz produzir insuficiência valvar aórtica. As cúspides são normais.

Em pessoas com mais de 65 anos, não é incomum encontrar-se estenose aórtica calcificada resultante de um processo aterosclerótico degenerativo. Caracteristicamente, as valvas são tricúspides, sem fusão comissural, e as cúspides passam a ter pouca mobilidade por um processo de deposição de cálcio.

Finalmente, o trauma torácico pode ser uma causa de lesão adquirida das valvas cardíacas. Rotura de cúspides ou músculos papilares podem ocorrer como consequência de trauma por desaceleração.

Diagnóstico – O diagnóstico das valvopatias cardíacas adquiridas é um dos mais interessantes capítulos da semiologia cardiovascular. Geralmente, na história, é possível identificar-se o fator etiológico. O sintoma mais comum é a dispneia, manifestação mais importante de insuficiência cardíaca. Angina e síncope são comuns na estenose aórtica. Outros sintomas incluem palpitações, hemoptises e fadiga.

Um exame físico bem-conduzido é capaz de levar ao diagnóstico na maioria dos pacientes. Além da evidência de sinais de insuficiência cardíaca, o exame detalhado dos pulsos, da pressão arterial e, muito especialmente, a ausculta cardíaca permitem uma aproximação do diagnóstico da valvopatia.

Os exames complementares incluem eletrocardiograma, radiografia do tórax, ecocardiograma e estudo hemodinâmico.

O eletrocardiograma visa a avaliar o ritmo cardíaco e o crescimento das câmaras do coração: crescimento atrial direito ou esquerdo, hipertrofia ventricular direita ou esquerda.

A radiografia do tórax é também um outro importante método de avaliação do aumento das cavidades cardíacas e da circulação pulmonar.

O ecocardiograma transtorácico e o transesofágico são os exames complementares mais importantes no diagnóstico de uma valvopatia. Eles permitem avaliar corretamente a morfologia e a mobilidade das valvas; calcular o diâmetro do orifício valvar; e a visualização de vegetações e trombos. Possibilitam ainda uma correta avaliação da função ventricular. Atualmente, a maioria dos pacientes são submetidos à cirurgia valvar com diagnóstico baseado apenas no estudo ecocardiográfico.

A ecocardiografia não é útil apenas ao diagnóstico, mas é fundamental na indicação cirúrgica, haja vista atualmente a operação não ser apenas indicada pela classe funcional do paciente, mas pela repercussão que a lesão promove nas câmaras cardíacas.

Na realidade, o estudo hemodinâmico e a angiocardiografia, que são também métodos precisos de diagnóstico, no presente, são indicados apenas em pacientes com mais de 45 anos (para se afastar coronariopatia associada), para se calcular a resistência vascular pulmonar (em casos de grave hipertensão pulmonar), e quando houver dúvidas no diagnóstico ecocardiográfico.

Estabelecido o diagnóstico anatômico, é importante determinar-se o diagnóstico funcional, o que é feito com base na classificação da New York Heart Association. Os pacientes são divididos em 4 classes funcionais de acordo com o aparecimento de dispneia, angina ou palpitações: Classe I, pacientes sem limitação das atividades físicas habituais; Classe II, pacientes com discreta a moderada limitação; Classe III, pacientes com importante limitação; e, Classe IV, pacientes impossibilitados de exercer qualquer atividade física ou com sintomas em repouso.

Técnica Cirúrgica – Existem princípios gerais de técnica cirúrgica que são utilizados em todas as cirurgias valvares. A maioria das operações é realizada através de esternotomia mediana. Contudo, toracotomia anterior direita pode ser usada para abordagem das valvas mitral e tricúspide. Recentemente, diversos tipos de pequenas incisões vêm sendo empregadas para abordagem das valvas cardíacas, denominando-se essas técnicas de "cirurgia cardíaca minimamente invasiva". A utilização de circuitos de circulação extracorpórea por canulação de vasos periféricos (Port Access) tem permitido o acesso às valvas por via toracoscópica ou robótica.

Esses procedimentos estão, por enquanto, limitados a poucos centros. Universalmente, continua-se utilizando a circulação extracorpórea convencional através da canulação da aorta ascendente e das veias cavas ou do átrio direito. A maioria dos cirurgiões realiza a operação com hipotermia sistêmica moderada.

É fundamental realizar-se uma boa proteção miocárdica. Na maioria dos centros, utiliza-se a infusão, na aorta ou nos óstios das artérias coronárias, de solução cardioplégica gelada, cristalóide ou sanguínea. Esse método é quase sempre associado à hipotermia tópica do coração. Alguns utilizam cardioplegia sanguínea normotérmica contínua ou intermitente.

A abordagem da valva mitral é usualmente feita por uma incisão longitudinal paralela ao sulco interatrial. Pode-se também ter acesso à valva mitral por via transseptal. A valva aórtica é abordada por incisão transversa ou oblíqua na raiz da aorta. A abordagem da valva tricúspide é sempre feita por atriotomia direita longitudinal.

## CIRURGIA DA VALVA MITRAL

### ESTENOSE MITRAL

Excetuando-se os raros casos de etiologia congênita, a estenose mitral é sempre resultado da febre reumática.

A valva mitral normal tem uma área de 4 cm². As alterações hemodinâmicas começam a ocorrer quando a fusão comissural e as alterações do aparelho subvalvar reduzem o orifício mitral para menos de 1,5 cm².

As consequências fisiopatológicas da estenose mitral são o aumento da pressão de átrio esquerdo e venocapilar pulmonar e também da resistência vascular pulmonar. O ventrículo direito se hipertrofia e, tardiamente, pode aparecer insuficiência tricúspide funcional decorrente da hipertensão pulmonar.

O sintoma dominante da estenose mitral é a dispneia de esforço. Ortopneia e edema agudo de pulmão também são frequentes. O eletrocardiograma revela crescimento atrial esquerdo e ventricular direito, e radiologicamente o crescimento do átrio esquerdo é determinado pelo aparecimento de um 4º arco à esquerda e imagem de duplo contorno. Os ecocardiogramas transtorácico e transesofágico permitem um delineamento perfeito da anatomia da valva mitral, ou seja, da função de cada segmento. Ademais, possibilitam não só visualizar a presença de trombo no átrio esquerdo, mas também avaliar o tamanho e a função do átrio e do ventrículo esquerdos, bem como detectar lesões associadas das valvas aórtica e tricúspide.

Existe um escore ecocardiográfico (escore de Block) com valores de 0 a 4, atribuídos à intensidade dos seguintes achados: mobilidade da valva, espessamento dos folhetos, presença de cálcio e comprometimento do aparelho subvalvar. A soma desses 4 fatores determina o escore de Block.

A indicação cirúrgica é feita em todos os pacientes que apresentam sintomas, o que geralmente ocorre quando a área valvar é reduzida para 1,5 cm². Nos pacientes assintomáticos, a cirurgia será indicada se for detectado trombo em átrio esquerdo e nos pacientes com pressão em artéria pulmonar > 60mmHg.

Atualmente, pacientes com escore de Block até 8, e sem trombos no átrio esquerdo, são candidatos à dilatação com balão por via percutânea.

A comissurotomia mitral consiste na abertura, à ponta de bisturi, de ambas as comissuras, bem como na divisão dos músculos papilares (papilotomia) com o objetivo de se obter o maior diâmetro possível do orifício valvar sem produzir regurgitação. Quando a valva mitral é muito fibrótica e calcificada, realiza-se a substituição valvar.

Os resultados imediatos e tardios da comissurotomia mitral são excelentes. A mortalidade hospitalar é próxima de zero, e 70% dos pacientes estão vivos 20 anos após a operação. Eventos que determinam uma pior evolução tardia incluem: insuficiência mitral após a comissurotomia, tromboembolismo, reestenose mitral e endocardite infecciosa.

## INSUFICIÊNCIA MITRAL

Nos países em desenvolvimento, a febre reumática continua sendo a causa mais frequente de insuficiência mitral, ao contrário dos países desenvolvidos, nos quais predomina a degeneração mixomatosa. Outra causa importante de insuficiência mitral é a endocardite infecciosa.

Na insuficiência mitral pura ou predominante, o átrio esquerdo se dilata progressivamente. O ventrículo esquerdo também sofre dilatação diastólica e, a princípio, é hiperdinâmico. Com a evolução da doença, a contratilidade do ventrículo esquerdo diminui. Ocorre aumento da pressão venocapilar e arterial pulmonar. No estágio final, o coração direito se dilata e aparecem insuficiência tricúspide e fibrilação atrial.

O sintoma dominante é a dispneia de esforço. Ausculta-se um sopro holossistólico com irradiação para a axila. Eletrocardiograficamente, detecta-se crescimento atrial e ventricular esquerdos, e radiologicamente existe aumento da área cardíaca à custa do átrio e do ventrículo esquerdos. O ecocardiograma transtorácico e o transesofágico permitem um diagnóstico anatômico e funcional perfeito, pois por meio deles avaliam-se: o jato de regurgitação, a reversão do fluxo nas veias pulmonares, o tamanho do átrio esquerdo, os diâmetros sistólico e diastólico do ventrículo esquerdo e a pressão na artéria pulmonar.

A indicação cirúrgica é estabelecida em todos os casos de insuficiência mitral aguda, comum na endocardite infecciosa e na rotura de cordoalhas da doença mixomatosa. Nos pacientes crônicos com sintomas, indica-se a operação nos casos com FE> 60 e diâmetro sistólico final do VE < 45. Nos pacientes assintomáticos, indica-se a cirurgia quando a FEVE começa a deteriorar (< 60), quando o diâmetro sistólico final do VE está entre 45 e 55mm e quando existem hipertensão arterial pulmonar e fibrilação atrial.

Atualmente, o tratamento de escolha da insuficiência mitral é a plastia valvar. Entretanto, em muitos doentes, a valva mitral é tão deformada e calcificada, que a única opção possível é a substituição valvar, o que pode ser realizado por prótese mecânica ou biológica.

## CIRURGIA DA VALVA AÓRTICA

### ESTENOSE AÓRTICA

A estenose da valva aórtica resulta da fusão das comissuras que pode ser completa ou incompleta, possibilitando algum grau de regurgitação (dupla lesão). Na lesão de etiologia reumática, a estenose é mais fibrótica. Em pessoas com mais de 65 anos, não é incomum se encontrar estenose aórtica calcificada resultante de um processo degenerativo de calcificação das lascínias, sem fusão comissural. Valvas aórticas bicúspides, presentes em 2% da população, também sofrem calcificação ao longo dos anos.

Na estenose aórtica, ocorre aumento da pressão sistólica em ventrículo esquerdo, formando-se um gradiente VE-Aorta. A sobrecarga sistólica do ventrículo esquerdo determina hipertrofia concêntrica progressiva dessa cavidade.

O quadro clínico da estenose aórtica é dominado por síncope, angina e dispneia. Ausculta-se sopro sistólico em área aórtica. O eletrocardiograma mostra sinais de hipertrofia ventricular esquerda, e radiologicamente a área cardíaca é normal. O ecocardiograma não apenas estabelece o diagnóstico definitivo, mas também permite o cálculo da área valvar, do gradiente sistólico VE-Ao, da fração de ejeção e da hipertrofia ventricular esquerda – todos esses dados de fundamental importância na indicação cirúrgica. Em pacientes com mais de 45 anos, uma cinecoronariografia deve ser realizada.

A estenose aórtica é classificada em 3 tipos, de acordo com a área valvar: leve, quando a área valvar é maior de 1,5cm$^2$; moderada, quando a área valvar varia de 1 a 1,5cm$^2$; severa, quando é menor de 1 cm$^2$.

Evidentemente, a indicação cirúrgica é feita em todos os pacientes com sintomas. Nos pacientes assintomáticos, a cirurgia é indicada quando: a) a estenose é moderada a severa; b) existe indicação para cirurgia mitral ou coronária concomitante; c) nos doentes com FE< 40; d) quando ocorre hipotensão arterial no teste ergométrico. Atualmente, tem havido uma tendência a se indicar a cirurgia mais precocemente antes que ocorra hipertrofia acentuada do ventrículo esquerdo.

A cirurgia conservadora da valva aórtica raramente produz bons resultados, de tal sorte que a técnica cirúrgica limita-se à substituição valvar, que pode ser feita com prótese mecânica ou biológica. Deve-se tentar colocar a prótese de maior diâmetro possível, especialmente em pacientes jovens, sendo muitas vezes necessária a ampliação do anel aórtico. Na cirurgia de substituição da valva aórtica, existe a opção técnica de se realizar o implante de homoenxerto aórtico criopreservado ou se realizar a operação de Ross.

## INSUFICIÊNCIA AÓRTICA

No adulto, a insuficiência aórtica é causada por febre reumática, endocardite infecciosa ou ectasia ânulo-aórtica.

A regurgitação aórtica provoca sobrecarga diastólica e dilatação do ventrículo esquerdo. Também ocorre sobrecarga atrial esquerda.

O sintoma dominante é dispneia de esforço. Ausculta-se sopro diastólico no foco aórtico, e caracteristicamente os pulsos são em "martelo d'água" e a pressão diastólica é baixa. O eletrocardiograma mostra hipertrofia ventricular esquerda com alteração de repolarização ventricular, e radiologicamente há sempre aumento da área cardíaca à custa do ventrículo esquerdo. O ecocardiograma confirma a presença e a severidade da regurgitação, determina sua etiologia e avalia a hipertrofia, dimensão e função sistólica do ventrículo esquerdo. Em pacientes com mais de 45 anos, deve-se indicar uma cinecoronariografia.

A indicação cirúrgica é feita em todos os pacientes sintomáticos. Em pacientes assintomáticos, indica-se a cirurgia quando existem dilatação do ventrículo esquerdo (DDF > 75mm e DSF > 55mm) ou disfunção ventricular esquerda (FE < 50).

Em pacientes com aorta ascendente normal, a operação consiste na substituição da valva aórtica por prótese mecânica ou biológica. Quando existe dilatação ânulo-aórtica, é necessário realizar também a substituição da aorta ascendente, utilizando-se um enxerto tubular valvulado e reimplante das artérias coronárias (operação de Bentall) ou variantes dessa técnica nas quais a valva aórtica nativa é preservada, descritas independentemente por Tirone David e por Yacoub.

## CIRURGIA DA VALVA TRICÚSPIDE

O comprometimento pela febre reumática da valva tricúspide é raro, mas, quando ocorre, pode resultar em estenose ou insuficiência. A insuficiência tricúspide é mais frequentemente causada por lesão reumática mitral e consequente hipertensão pulmonar e dilatação do ventrículo direito (insuficiência tricúspide funcional). Outra causa de lesão adquirida da valva tricúspide é a endocardite infecciosa. Essa forma de doença vem aumentando em frequência devido ao uso de drogas. Causas mais raras de lesões adquiridas da valva tricúspide incluem a síndrome carcinóide e o trauma.

A insuficiência tricúspide resulta em dilatação do ventrículo direito e aumento da pressão venosa periférica.

Os sinais clínicos dependem da severidade da lesão e incluem dispneia, hepatomegalia, edema periférico e ascite. Ausculta-se um sopro sistólico que aumenta na inspiração. O eletrocardiograma revela hipertrofia atrial direita e biventricular. É comum fibrilação atrial. Radiologicamente, nota-se grande aumento do átrio direito. O ecocardiograma confirma a presença da regurgitação tricúspide e dilatação do átrio direito.

Na insuficiência tricúspide funcional, a indicação de anuloplastia somente é feita quando a regurgitação é maciça, haja vista a correção da lesão mitral usualmente determinar regressão da mesma.

Nas lesões orgânicas reumáticas, geralmente coexistem lesão mitral e/ou aórtica. Na endocardite infecciosa, a cirurgia é indicada na presença de severa insuficiência tricúspide ou quando não há resposta ao tratamento médico da infecção.

A correção da insuficiência tricúspide, exceto nos casos de endocardite, é feita conservadoramente seja pela anuloplastia de DeVega seja pela colocação de um anel de Carpentier. O objetivo em ambos os casos é a redução do diâmetro do anel tricuspídeo. Na endocardite infecciosa, a melhor conduta parece ser a substituição valvar por uma prótese biológica, se bem que alguns advoguem a valvulectomia parcial ou mesmo total sem implante de válvula.

## SUBSTITUTOS VALVARES

Necessitam de substituição valvar um percentual apreciável de pacientes com valvopatia mitral, a grande maioria dos doentes com valvopatia aórtica e alguns com valvopatia tricúspide. A história do desenvolvimento da cirurgia de substituição das valvas do coração nos últimos 45 anos é um belo exemplo da associação da engenhosidade dos cirurgiões com a bioengenharia. Muitos avanços no desenho, na seleção do material e na fabricação das válvulas cardíacas artificiais foram feitos nesse período. Entretanto, até o presente, nenhuma prótese valvar cardíaca é perfeita do ponto de vista hemodinâmico ou está livre de complicações a longo prazo.

Tipos de próteses - As próteses valvares podem ser mecânicas ou biológicas.

As próteses mecânicas sofreram um longo processo de aperfeiçoamento a partir do início da década de 1960. Inicialmente, surgiram as próteses de bola e as próteses de disco pivotante, mas o excessivo gradiente fez com que se evoluísse para as próteses de duplo disco, nas quais dois hemidiscos se abrem no ângulo mais largo possível produzindo um menor gradiente.

As bioproteses são válvulas feitas de tecido biológico. Ao longo dos anos, vários tecidos biológicos (fáscia lata, duramáter etc.) foram usados, mas atualmente as bioproteses incluem homoenxertos, valva aórtica porcina e pericárdio bovino, preservados em glutaraldeído e montadas em anéis.

Os homoenxertos, aórtico ou pulmonar, utilizados desde o início da década de 1960, tiveram seu uso limitado por problemas logísticos relacionados a colheita, preparo, esterilização e conservação. Entretanto, com a introdução da técnica de criopreservação, a utilização dos homoenxertos vem sendo expandida em muitos centros, possibilitando, inclusive, que a operação de Ross seja feita com mais frequência. Nessa técnica, a valva pulmonar autóloga é transplantada para a posição aórtica, e, em seu lugar, implanta-se um homoenxerto.

A valva aórtica porcina e o pericárdio bovino, conservados em glutaraldeído e montados em anéis, tornaram-se muito usados em todo o mundo, graças aos bons resultados e à praticidade do seu uso.

Seleção de Próteses – As próteses mecânicas apresentam performance hemodinâmica aceitável e excelente durabilidade a longo prazo, mas são trombogênicas e exigem terapia anticoagulante, a qual é associada com os riscos de hemorragia relacionada a esse tipo de tratamento. As próteses biológicas também têm excelente hemodinâmica e não requerem anticoagulação, mas sua durabilidade a longo prazo é limitada por degeneração estrutural, a qual é marcadamente acelerada em pacientes jovens.

Diante de tais limitações, que tipo de prótese escolher? Esse é um dos assuntos mais controversos da cirurgia cardíaca e um grande dilema para o cirurgião e para o paciente

A condição indispensável para o emprego de uma prótese mecânica é o paciente ter condições socioeconômicas de receber terapêutica anticoagulante pelo resto da vida. Se assim for, a prótese mecânica será preferível em pacientes com longa expectativa de vida (< 60 anos), em casos com anel aórtico estreito, haja vista elas resultarem em menor gradiente, nos pacientes com insuficiência renal e em hemodiálise, e naqueles que exijam anticoagulação por outra razão.

As bioproteses devem ser utilizadas nos doentes sem possibilidade de tomar anticoagulantes, o que é extremamente frequente em nosso meio, e em pacientes com idade superior a 60 anos.

Um outro tipo de substituto valvar, utilizado na substituição da valva aórtica, são os homoenxertos aórticos e pulmonares criopreservados. As desvantagens desse tipo de enxerto são de ordem logística, dada a dificuldade de obtenção e a maior dificuldade técnica da operação. Eles são ideais em pacientes com endocardite bacteriana e em pacientes jovens, quer implantados em posição subcoronariana clássica, quer na operação de Ross, ao se substituir a valva pulmonar após esta ser translocada para a posição aórtica. Nos últimos anos, a utilização dos homoenxertos vem crescendo em vários centros.

## PLASTIA MITRAL

Na cirurgia da valva mitral, a preservação da valva por algum tipo de plastia é a operação ideal. Diversos tipos de técnica foram descritos nos últimos 50 anos, mas, indiscutivelmente, deve-se à escola francesa de Carpentier a descrição e padronização de técnicas reprodutíveis, graças sobretudo a uma melhor compreensão da anatomia funcional da valva mitral. Outra contribuição importante foi o aparecimento do ecotransesofágico e sua utilização durante a cirurgia.

*Anatomia* – A valva mitral tem dois componentes: o folheto anterior (ou aórtico) e o posterior (ou mural), separados pelas comissuras anterior e posterior. Cada folheto tem uma zona de coaptação. Para efeitos práticos, cada folheto pode ser subdividido em três segmentos:

1º) (A1 e P1) adjacentes à comissura anterior; 2º) (A2 e P2) centrais; 3º) (A3 e P3) adjacentes à comissura posterior.

O folheto anterior da valva mitral está relacionado à valva aórtica. A continuidade mitro-aórtica (a base do folheto anterior) é fixa, não distensível e fixada em cada extremidade pelos dois trígonos fibrosos. A base do folheto posterior está relacionada ao sulco atrioventricular, onde corre a artéria circunflexa. O feixe de His está situado acima da comissura posterior.

As cordas tendinosas primárias correm do topo do músculo papilar para a margem livre do folheto; as secundárias se inserem na face ventricular dos folhetos, e as terciárias ou basais, específicas do folheto posterior, inserem-se no anel.

Existem dois músculos papilares, um anterior e outro posterior. Ambos dão cordas para os dois folhetos. A extremidade do músculo papilar posterior geralmente é dividida em duas cabeças.

*Técnica cirúrgica* – A cirurgia da valva mitral é feita por esternotomia mediana, com CEC e proteção miocárdica convencionais. Utiliza-se canulação da aorta ascendente e ambas as veias cavas. A valva mitral é abordada por uma atriotomia esquerda, paralela ao sulco interatrial.

Alternativamente, a operação pode ser feita por toracotomia anterolateral direita, e o acesso ao átrio esquerdo pode ser feito por incisão no septo interatrial ou por uma incisão biatrial vertical.

É fundamental que a abordagem da valva mitral permita uma análise perfeita de todas as estruturas do aparelho valvar. A partir da análise dessas estruturas, as seguintes operações de plastia podem ser realizadas:

Comissurotomia mitral – A comissurotomia mitral, sob visão direta, é realizada nos casos de estenose mitral pura ou como parte do processo de reparação da valva, quando existe dupla lesão. Após exposição da valva, ambos os folhetos são tracionados. As comissuras são abertas, inicialmente a anterior e depois a posterior, até 3 mm do anel, com a ponta de um bisturi de lâmina 11, tomando-se cuidado para não se lesar qualquer corda tendinosa. Após a abertura de cada comissura, o músculo papilar subjacente é dividido (papilotomia) com o objetivo de se obter o maior diâmetro possível do orifício valvar sem produzir regurgitação.

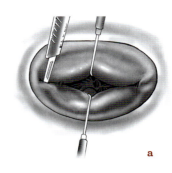

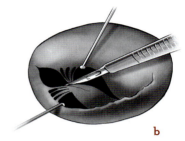

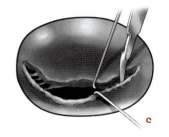

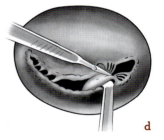

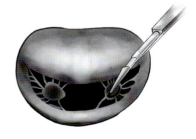

**Figura 36:** Comissurotomia mitral. a) Incisão da comissura anterior; b) Incisão do músculo papilar anterior; c) Incisão da comissura posterior; d) Incisão do músculo papilar posterior; e) Valva mitral após comissurotomia

**Implante de anel prostético valvar** – O implante de um anel rígido ou flexível é feito com a finalidade de diminuir a dilatação do anel mitral e restaurar sua forma oval, a qual se torna circular na insuficiência mitral. Pode ser um procedimento isolado, mas frequentemente está associado a outros tipos de plastia. O anel de Carpentier continua sendo o mais utilizado.

**Reparo à restrição do folheto posterior** – Na febre reumática, o folheto posterior sofre retração devido à fibrose e, em sua pouca movimentação, não consegue coaptar com o folheto anterior. Geralmente, existe estenose mitral associada, sendo necessário realizar comissurotomia. A correção consiste na desinserção do folheto posterior, em quase toda a sua extensão, a cerca de 2 mm do anel. Um enxerto ovalado de pericárdio, autólogo ou bovino, é suturado no anel e na margem da lacínia que foi desinserida.

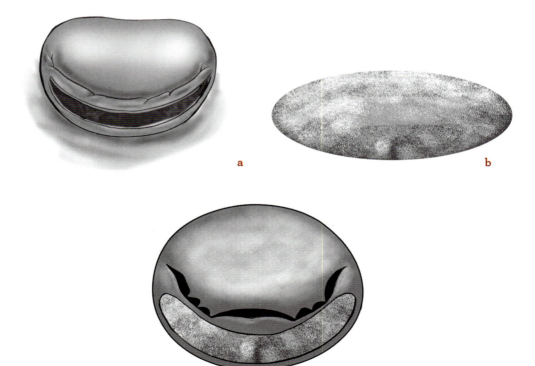

**Figura 37:** Plastia mitral. Técnica de ampliação do folheto posterior da valva mitral. Desinserção do folheto posterior de comissura a comissura (a) e sutura de um enxerto ovalado de pericárdio bovino (b) no anel e na borda do folheto (c)

Reparo do prolapso do folheto anterior – O prolapso do folheto anterior usualmente resulta do alongamento das cordas tendinosas, do alongamento dos músculos papilares e da rotura de cordas. O reparo é feito respectivamente pelo encurtamento de cordas, pelo encurtamento dos papilares, por transposição de cordas ou por implante de cordas artificiais.

No encurtamento das cordas, o músculo papilar é aberto longitudinalmente, um fio de monofilamento 4-0 é passado em volta das cordas a serem encurtadas e, a seguir, o fio é passado com suas duas agulhas, de dentro para fora, pelo músculo papilar incisado. Quando o fio é amarrado, as cordas invaginam no papilar e são assim encurtadas. Finalmente, o papilar é suturado.

O encurtamento do músculo é feito por incisão longitudinal dele e por sutura da parte apical de um dos lados com a parte basal do outro lado.

Na correção da rotura de cordas, utilizam-se cordas do folheto posterior. Um segmento do folheto posterior com cordas marginais (terciárias) é seccionado e, a seguir, suturado ao folheto anterior no local onde se inseria a corda rota.

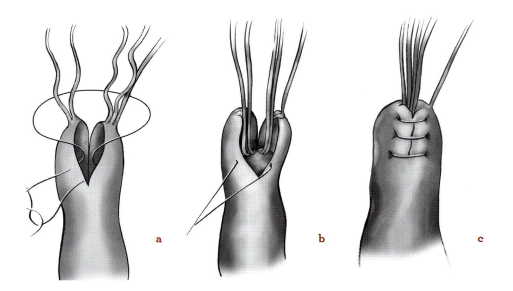

**Figura 38:** Plastia mitral. Técnica de encurtamento de cordas de folheto anterior. O músculo papilar é incisado, um fio de monofilamento 4–0 é passado em volta das cordas a serem encurtadas e as agulhas do fio são passadas de dentro para fora (a). Quando o fio é tracionado, as cordas invaginam no músculo papilar (b) que, a seguir, é fechado (c)

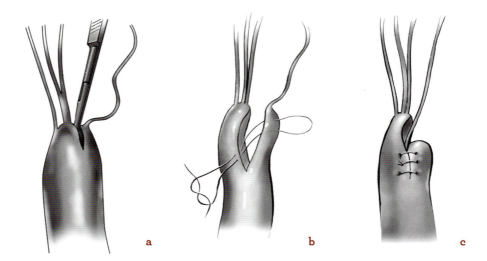

**Figura 39:** Plastia mitral. Técnica de encurtamento de apenas uma corda do folheto anterior. Incisão do músculo papilar (a); a parte alongada é ressuturada num nível mais baixo (b) e o músculo papilar é suturado

Reparo do prolapso do folheto posterior – O prolapso do folheto posterior resulta de excessiva quantidade de tecido da lacínea ou de rotura de cordas. A técnica de reconstrução é simples e consiste na ressecção quadrangular. Cerca de 1/3 do folheto posterior pode ser ressecado sem efeito deletério maior. Um quadrado do folheto posterior é ressecado e suas margens são suturadas com pontos separados de fio monofilamento 4-0.

Ao final de qualquer tipo de plastia, é importante a verificação da boa coaptação dos folhetos com infusão sob pressão de solução salina no ventrículo esquerdo, observando-se a ausência de regurgitação através da valva.

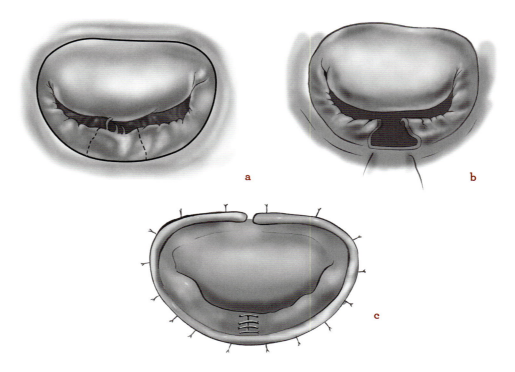

**Figura 40:** Plastia mitral. Técnica de ressecção quadrangular do folheto posterior da valva mitral. a) Linha pontilhada mostra região a ser ressecada a qual inclui cordas tendinosas rotas; b) ressecção realizada; c) sutura das bordas do folheto

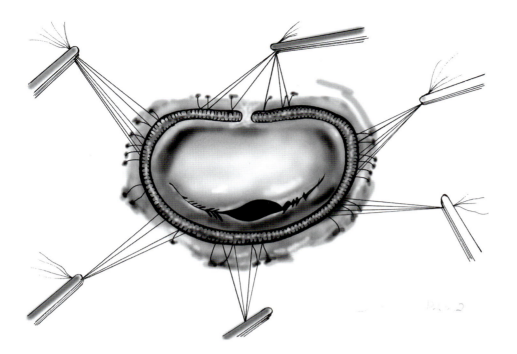

**Figura 41:** Plastia mitral. Técnica de colocação de anel de Carpentier

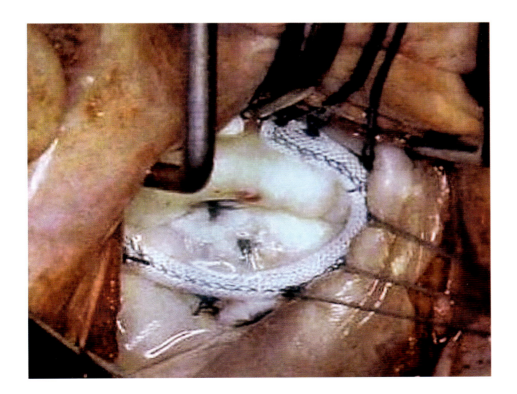

**Figura 42:** Aspecto cirúrgico de plastia valvar mitral com anel de Carpentier

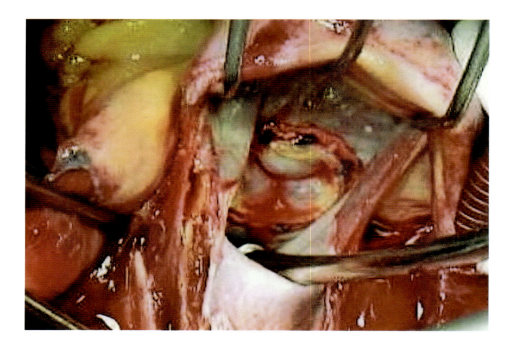

**Figura 43:** Bioprótese implantada em posição mitral

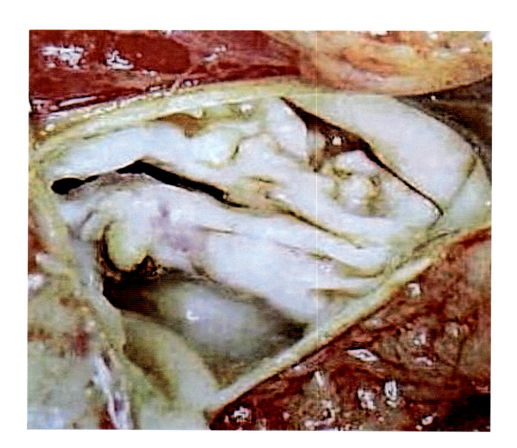

**Figura 44:** Aspecto cirúrgico de valva aórtica estenótica e calcificada

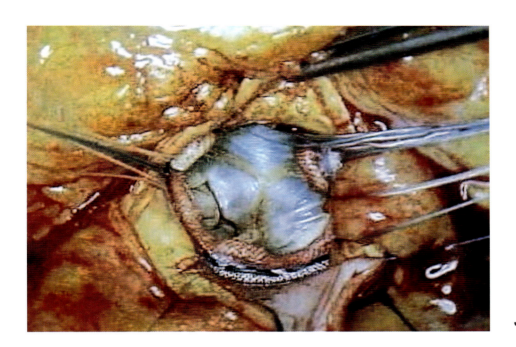

**Figura 45:** Bioprótese implantada em posição aórtica

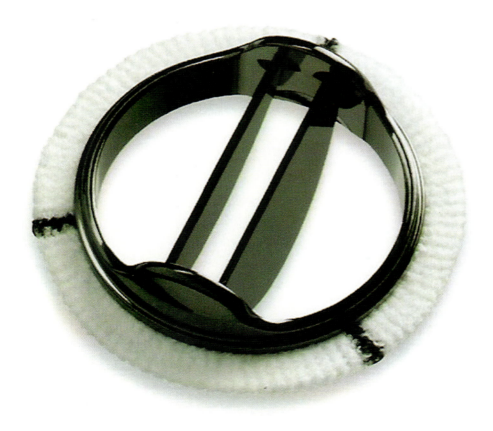

**Figura 46:** Prótese valvar mecânica de duplo folheto (St. Jude)

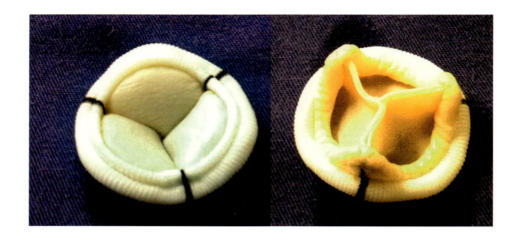

**Figura 47**: Bioprótese valvar de pericárdio bovino

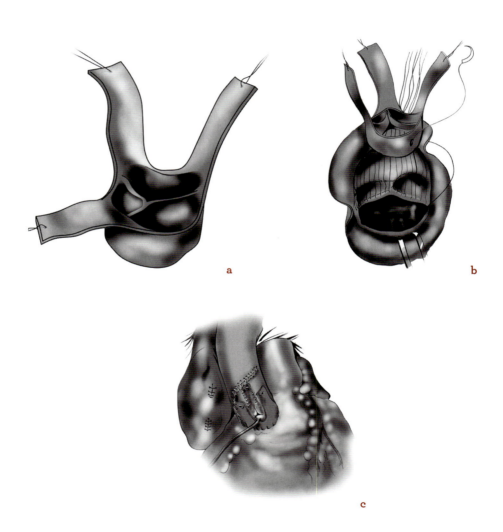

**Figura 48:** a) Homoenxerto aórtico preparado (a) e técnica de implante em posição subcoronariana (b, c).

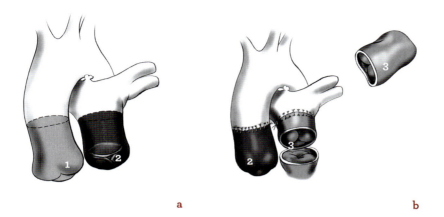
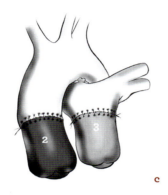

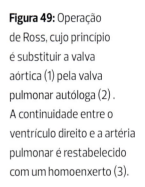

**Figura 49:** Operação de Ross, cujo princípio é substituir a valva aórtica (1) pela valva pulmonar autóloga (2). A continuidade entre o ventrículo direito e a artéria pulmonar é restabelecido com um homoenxerto (3).

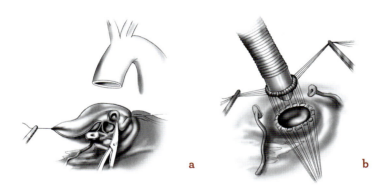
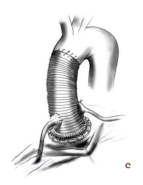

**Figura 50:** Operação de Bentall na qual a valva aórtica e aorta ascendente são ressecadas (a) e substituídas com enxerto tubular valvulado (b) e reimplante das artérias coronárias (c).

Capítulo 7

# Cirurgia da doença arterial coronária e suas complicações

# CONSIDERAÇÕES GERAIS

A doença arterial coronária (DAC) é um estreitamento das artérias coronárias causado por engrossamento e perda de elasticidade de suas artérias (aterosclerose). Quando esse estreitamento é relevante, ocorre limitação do fluxo sanguíneo ao miocárdio (isquemia). A isquemia pode ser desencadeada apenas quando há maior demanda de oxigênio pelo miocárdio, por exemplo no exercício físico, ou mesmo em repouso. Nos casos mais graves, a artéria coronária pode sofrer oclusão total, determinando necrose miocárdica (infarto do miocárdio).

A DAC representa a principal causa de morte no mundo civilizado, sendo, pois, natural que, desde o início do século passado, os cirurgiões tenham procurado criar técnicas para melhorar os sintomas e prolongar a vida dos doentes. Entretanto, somente no início da década de 1960, com a introdução da cinecoronariografia por Sones e Shirey, na Cleveland Clinic, foi possível a identificação da localização exata, em vida, das lesões obstrutivas nas artérias coronárias, o que forneceu as bases científicas para o estabelecimento da cirurgia de revascularização miocárdica por meio das chamadas pontes de safena e de mamária.

## ANATOMIA DAS ARTÉRIAS CORONÁRIAS

As artérias coronárias são, assim, denominadas em virtude do aspecto de sua porção inicial, envolvendo o coração em forma de coroa. Normalmente, existem duas artérias coronárias, uma direita e outra esquerda, mas pode existir apenas uma e mais raramente três ou quatro.

A artéria coronária direita nasce do seio de Valsalva direito e percorre, inicialmente, o sulco atrioventricular direito na face anterior do coração, dando origem a ramos atriais e ramos ventriculares. O mais importante dos ramos atriais é a artéria do nó sinusal. Geralmente na altura da crux, a coronária direita emite um importante ramo ventricular posterior.

Continuando o seu percurso no sulco atrioventricular, agora na face posterior do coração, ao alcançar o sulco interventricular posterior, a artéria coronária direita caminha em direção à ponta do coração, chamando-se, portanto, artéria interventricular posterior. Esse vaso dá ramos ao ventrículo direito, ao ventrículo esquerdo e ao septo interventricular. Essa é a distribuição presente em 80% das pessoas, e se diz, então, que a artéria coronária direita é dominante.

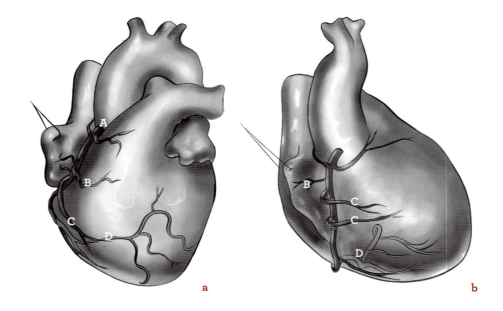

**Figura 51:** Anatomia da artéria coronária direita tal como visualizada na cinecoronariografia nas projeções oblíqua anterior esquerda(51a) e oblíqua anterior direita(51b). A) Tronco da artéria coronária direita; B) Ramos atriais; C) Ramos marginais para o ventrículo direito; D) Ramo descendente posterior

A artéria coronária esquerda origina-se do seio de Valsalva esquerdo e logo se divide em dois grandes ramos, a artéria interventricular anterior e a artéria circunflexa, de tal sorte que, do ponto de vista clínico-cirúrgico, costuma-se reconhecer três territórios arteriais: o da direita, o da interventricular anterior e o da circunflexa. Em sua porção inicial, a artéria coronária esquerda está recoberta pela artéria pulmonar.

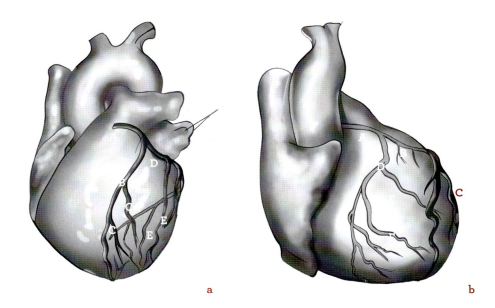

**Figura 52:** Artéria coronária esquerda tal como visualizada na cinecoronariografia nas posições oblíqua anterior esquerda (fig. 52a) e oblíqua anterior direita (fig. 52b). A= Tronco da artéria coronária esquerda; B= artéria descendente anterior (DA); C= Ramos diagonais da DA, D= Artéria circunflexa (CX), E= Ramos marginais da CX

A artéria interventricular anterior caminha pelo sulco interventricular anterior até a ponta do coração fornecendo ramos para ambos os ventrículos e para o septo interventricular. O mais importante desses ramos é o chamado ramo diagonal da artéria interventricular anterior.

A artéria circunflexa caminha pelo sulco atrioventricular esquerdo até a face posterior do coração dando origem a ramos chamados marginais. Quando ela dá origem à artéria interventricular posterior, diz-se que a artéria coronária esquerda é dominante. Isso ocorre em 10% dos casos.

Finalmente, em 10% das pessoas, a face diafragmática do coração é irrigada igualmente por ramos das artérias coronária direita e circunflexa e, nessa situação, diz-se que a circulação coronária é "balanceada".

## PATOGENIA

Como ocorre em qualquer artéria, o desenvolvimento de aterosclerose produz estenose da artéria coronária determinando isquemia do miocárdio. A patogenia da aterosclerose coronária é complexa, e nem todos os seus fenômenos são conhecidos.

Numa artéria normal, o endotélio é um contínuo e perfeito tapete de células endoteliais que não interage com as plaquetas.

O acúmulo e o depósito de lipoproteínas e carboidratos complexos na parede vascular constitui a essência da formação da placa aterosclerótica. A placa lesa o endotélio permitindo que o tecido conjuntivo, especialmente o colágeno da íntima, interaja com as plaquetas. Recentemente, tem-se aventado a hipótese de que, na placa aterosclerótica, existe um componente inflamatório. Com o tempo, novos depósitos vão-se acumulando, contribuindo para o aumento da placa e da estenose, resultando algumas vezes em oclusão completa da artéria coronária. O aumento lento e contínuo da placa aterosclerótica, promovendo progressiva estenose da luz arterial, determina insuficiência coronariana crônica.

Pode, porém, ocorrer hemorragia de pequenos vasos sanguíneos dentro do ateroma, produzindo rotura da placa e súbito aumento do grau de estenose coronária, precipitando o aparecimento de angina do peito instável ou infarto agudo do miocárdio.

Outra forma de evolução da placa aterosclerótica é a súbita agregação de plaquetas com a formação de trombo que oclui totalmente a luz do vaso. Essa é a gênese do infarto agudo do miocárdio na maioria dos pacientes, sendo frequente a lise do trombo e a recanalização da artéria.

## PATOLOGIA

A aterosclerose coronária envolve geralmente a porção mais proximal dos vasos, comumente nos lugares de bifurcação.

Em 45% dos casos, existe lesão das 3 artérias, em 30% em 2 artérias, e em 25% dos pacientes a lesão está limitada a 1 artéria. As artérias mais frequentemente envolvidas são a coronária direita e a interventricular anterior. Em 5 a 20% dos pacientes, observa-se lesão do tronco da artéria coronária esquerda.

Quando o fluxo sanguíneo do miocárdio é interrompido, ocorre necrose miocárdica. O infarto resultante pode ser subendocárdico e não envolver a totalidade da parede do coração, ou transmural quando envolve toda a espessura da parede do coração.

A cura do processo de infarto leva à formação de uma área de cicatriz no miocárdio, que geralmente é uma mistura de tecido fibroso e miocárdio viável. Quando a cicatriz é formada apenas por tecido fibroso, geralmente se forma um aneurismna do ventrículo esquerdo.

Outras importantes alterações patológicas que podem ocorrer no infarto agudo do miocárdio é a rotura do septo interventricular, consequência da necrose do septo, e insuficiência mitral, decorrente de necrose de músculo papilar.

## DIAGNÓSTICO

Com relação ao diagnóstico, há que diferenciar-se a insuficiência coronariana crônica da síndrome coronariana aguda (angina instável ou infarto do miocárdio).

Na insuficiência coronariana crônica, o quadro clínico é de angina estável ou, então, o paciente é assintomático (isquemia silenciosa). O eletrocardiograma em repouso é de pouco valor no diagnóstico. O teste ergométrico, a cintilografia miocárdica e o Pet-Scan são métodos muito úteis para a identificação de isquemia miocárdica. Recentemente, a tomografia de multidetectores (64 canais) vem sendo utilizada para identificação de obstrução coronariana. Entretanto, a cinecoronariografia permanece como o exame definitivo para o diagnóstico e o planejamento cirúrgico.

Já nos quadros agudos, a angina é instável, ou seja é de recente começo ou surge em repouso. Alternativamente, instala-se um infarto agudo do miocárdio. O Ecg frequentemente está alterado e pode haver alterações enzimáticas se já ocorreu necrose miocárdica. Mais do que nunca, o exame definitivo é a cinecoronariografia.

A cinecoronariografia, continua sendo, como já mencionamos, o exame mais importante para o diagnóstico de doença arterial coronária, pois permite não apenas visualizar as estenoses coronárias, mas também quantificar a extensão e a severidade da doença, assim como planejar a estratégia cirúrgica.

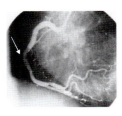

**Figura 53:**

Cinecoronariografias que mostram: a) lesão de tronco da artéria coronária esquerda; b) lesão na artéria descendente anterior; c) lesão na artéria circunflexa e d) lesão na artéria coronária direita

## TRATAMENTO

Existem três formas de tratamento da DAC: 1) tratamento clínico, através de medidas higieno-dietéticas e de medicações, atualmente muito eficaz graças ao aparecimento de novas drogas; 2) revascularização miocárdica percutânea, através de angioplastia e colocação de stents; 3) e o tratamento cirúrgico. Que tipo de tratamento escolher é um dos assuntos mais controversos e discutidos da medicina atual.

De uma forma geral, indica-se o tratamento cirúrgico nos pacientes com angina estável, ou com isquemia silenciosa diagnosticada no teste de esforço ou cintilografia miocárdica, e nos pacientes com angina instável cuja cinecoronariografia mostre um dos seguintes achados:

1) Lesão de tronco da coronária esquerda > 50%;
2) Lesão triarterial;
3) Lesão ostial da artéria interventricular anterior.

A cirurgia também é indicada nos pacientes com má função ventricular, nos pacientes diabéticos e, evidentemente, quando há indicação para outro tipo de cirurgia (valvar, aneurisma da aorta).

Na fase aguda do infarto do miocárdio, o tratamento cirúrgico é indicado apenas nos casos complicados por angina pós-infarto ou aparecimento de complicações mecânicas (CIV ou insuficiência mitral).

As contraindicações para a revascularização cirúrgica do miocárdio incluem a ausência de miocárdio viável e de comorbidades que impliquem risco operatório proibitivo.

Os cuidados de pré-operatório na cirurgia de revascularização miocárdica, além dos exames de rotina, exigem a avaliação de eventuais comorbidades, tais como: doença cérebro-vascular (ecoDoppler das carótidas), doença vascular periférica, insuficiência renal crônica, doença pulmonar obstrutiva crônica (testes de função pulmonar e gasometria), diabetes e hipertensão arterial.

## REVASCULARIZAÇÃO MIOCÁRDICA COM CEC

A operação é usualmente realizada através de esternotomia mediana, com circulação extracorpórea convencional (cânulas em aorta ascendente e átrio direito) e hipotermia moderada. A proteção miocárdica é feita pela infusão na raiz da aorta de solução cardioplégica gelada, cristalóide ou sanguínea, associada à hipotermia tópica do coração. Em alguns centros, prefere-se realizar perfusão normortérmica e clampeamento intermitente da aorta entre uma anastomose distal e outra.

A operação "standard" ainda é a realização de anastomose da artéria torácica interna esquerda (ATIE) com a artéria interventricular anterior (AIA) e pontes de safena para as outras artérias coronárias. Alguns utilizam, de rotina, as duas artérias torácicas internas (ATI) e outros enxertos arteriais.

Utiliza-se um afastador assimétrico para a exposição da ATI na parede torácica interna. A pleura é retraída até a visualização da artéria e das veias torácicas internas. Existem duas técnicas de dissecção da ATI: técnica pediculada, na qual a artéria é dissecada junto com as veias e a fáscia endotorácica, e a forma esqueletizada, na qual a ATI é dissecada isoladamente. Essa última técnica tem a vantagem de diminuir a isquemia do esterno e aumentar o comprimento do enxerto. A dissecção da ATI é feita com eletrocautério e clipagem dos vasos colaterais. Ao final da dissecção, a ATI é envolvida numa gase impregnada de solução de papaverina, e sua ligadura distal somente é feita após a heparinização do paciente.

A veia safena pode ser retirada da perna ou da coxa ou de ambos, no caso de se necessitar de vários enxertos. Os vasos colaterais são ligados e divididos. A extremidade distal é dividida, uma cânula é introduzida, e a extremidade proximal é ligada e dividida. Injeção de solução salina ou sangue heparinizado permite comprovar a integridade do vaso, mas deve-se evitar hiperdistensão da veia.

É importante que a exposição das artérias a serem revascularizadas seja feita enquanto o coração ainda está batendo, o que possibilita a escolha do melhor local da arteriotomia. A arteriotomia, feita num local além da obstrução, é longitudinal. Algumas vezes, a artéria coronária é muito calcificada e torna-se necessário realizar uma tromboendarterectomia. A anastomose tanto da veia safena quanto da ATI com as artérias coronárias, é realizada com sutura contínua de fio monofilamento 7-0. Completadas as anastomoses distais, os batimentos cardíacos são reanimados com o desclampeamento da aorta, e as anastomoses proximais dos enxertos de veia safena são realizadas na aorta ascendente, a qual é parcialmente excluída.

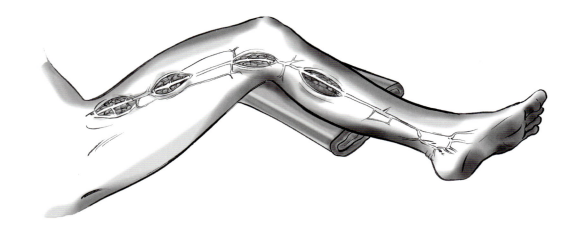

**Figura 54:** Técnica de retirada da veia safena

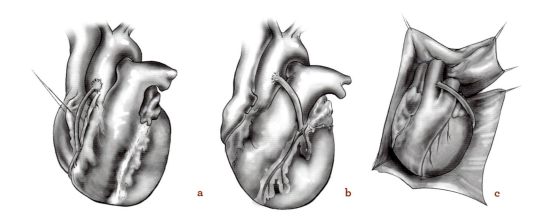

**Figura 55:** A veia safena pode ser utilizada para revascularizar a artéria coronária direita (Figura 55a), a artéria descendente anterior e seus ramos diagonais (Figura 55b) e os ramos da artéria circunflexa na face posterior do coração (Figura 55c)

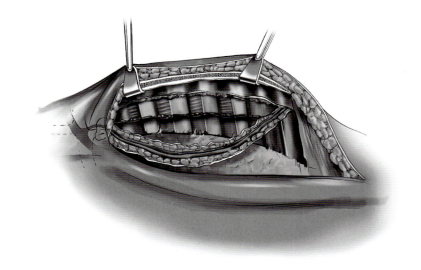

**Figura 56:** Técnica de dissecção da artéria torácica interna (mamária) esquerda.

## REVASCULARIZAÇÃO MIOCÁRDICA SEM CEC

Graças aos trabalhos de Buffolo e cols., da Escola Paulista de Medicina, e depois de anos de muitas controvérsias, foi possível demonstrar que a cirurgia de revascularização miocárdica pode ser realizada com segurança sem o uso da CEC.

As indicações não são muito claras, mas parece evidente que essa técnica tem vantagens em pacientes com doenças cerebrovascular, insuficiência renal crônica e calcificação da aorta ascendente. Também têm sido demonstradas uma menor necessidade de transfusão de sangue e vantagens econômicas, especialmente quando os estabilizadores podem ser esterilizados.

O paciente é preparado de forma praticamente idêntica à cirurgia com CEC, mas alguns cuidados extras devem ser tomados, incluindo-se a colocação de colchão térmico, posição do doente em Trendelemburg para aumentar o retorno venoso, heparinização com apenas 3 mg/kg e colocação de eletrodos de marcapasso. Uma estreita colaboração do anestesista com a equipe cirúrgica é indispensável.

Do ponto de vista técnico, a única diferença da revascularização miocárdica sem CEC é que as anastomoses distais são feitas com o coração batendo e, portanto, são mais difíceis e trabalhosas. A imobilização da região da artéria coronária a ser abordada é feita com estabilizadores que possuem dois braços, os quais são delicadamente colocados de cada lado da artéria. A estabilização é obtida por dois mecanismos: sucção com alta pressão do tecido circunvizinho e moderada compressão. Já a hemostasia após a arteriotomia é obtida com fios de monofilamento 4-0, passados em volta da artéria, proximal e distalmente ao local da incisão.

**Figura 57:** a) Artéria torácica interna (mamária) esquerda anastomosada à artéria interventricular (descendente) anterior. A artéria torácica interna foi dissecada de forma pediculada, b) Técnica que ilustra a utilização da artéria torácica interna (mamária) direita para revascularizar, por via retroaórtica, ramos marginais da artéria circunflexa

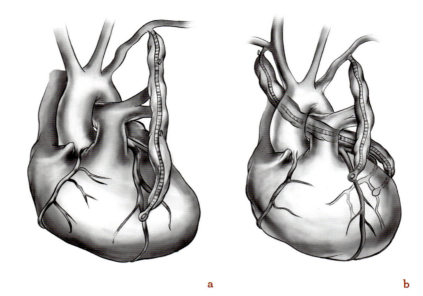

a   b

**Figura 58:** Artéria torácica interna (mamária) esquerda dissecada de forma esqueletizada e anastomosada à artéria interventricular (descendente) anterior

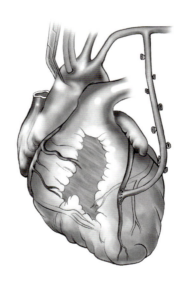

### ENXERTOS ARTERIAIS

A demonstração da superioridade, em termos de patência a longo prazo, da ATIE sobre as pontes de safena e seu impacto na sobrevida tardia permitiu que em muitos centros se passasse a utilizar as duas ATI. Em trabalhos retrospectivos, essa técnica mostrou melhor sobrevida e, especialmente, sobrevida livre de reoperação.

Isso motivou que se buscassem outros enxertos arteriais a serem usados em substituição à veia safena. O enxerto arterial mais utilizado tem sido a artéria radial, mas também se tem utilizado a artéria gastro-omental e a artéria epigástrica.

## REOPERAÇÕES

As reoperações constituem, atualmente, cerca de 15% do movimento cirúrgico da maioria dos serviços e decorrem da oclusão de pontes e/ou da progressão da doença. O risco das reoperações é um pouco mais elevado. Tecnicamente, é importante haver cuidado na resternotomia e com a proteção miocárdica. Alguns advogam o uso de cardioplegia retrógrada com o intuito de se evitar embolização de material aterosclerótico das pontes. Devem-se utilizar as artérias torácicas internas, caso não tenham sido usadas na primeira operação. A cirurgia sem CEC pode ser útil nos casos de revascularização das artérias da face anterior do coração porque o coração é bastante fixo devido à pericardite adesiva.

## RESULTADOS IMEDIATOS E TARDIOS

A mortalidade hospitalar esperada em pacientes com menos de 65 anos e função ventricular normal gira em torno de 2%. Diversos estudos têm procurado identificar fatores de risco que podem elevar à mortalidade da cirurgia de revascularização miocárdica. São eles: idade superior a 65 anos, sexo feminino, doença pulmonar crônica, arteriopatia extracardíaca, disfunção neurológica, cirurgia cardíaca prévia, insuficiência renal crônica, angina instável ou infarto do miocárdio recente, fração de ejeção do VE < 50%, cirurgia de emergência e procedimentos associados.

Os resultados a longo prazo da cirurgia de revascularização miocárdica são excelentes, especialmente nos pacientes que aderem ao tratamento clínico e evitam fatores de risco da DAC. Fatores que influenciam negativamente no resultado a longo prazo incluem baixa fração de ejeção do VE, revascularização incompleta, infarto do miocárdio ou acidente vascular cerebral transoperatório e o sexo feminino.

## CIRURGIA DAS COMPLICAÇÕES DO INFARTO DO MIOCÁRDIO

### ANEURISMA DO VENTRÍCULO ESQUERDO

O aneurisma do VE é uma sequela de infarto extenso. Sua localização mais frequente se concentra na parede anteroapical. Sua parede é formada por fibrose, mas calcificação e trombose são achados frequentes. O aneurisma verdadeiro apresenta movimentação discinética em relação ao resto do ventrículo e deve ser diferenciado de áreas de fibrose acinéticas, embora muitas vezes as manifestações clínicas e o tratamento cirúrgico sejam semelhantes.

O diagnóstico de aneurisma é feito por ecocardiografia e cineventriculografia. Recentemente, o uso de ressonância nuclear magnética tem sido útil, especialmente na identificação da quantidade de miocárdio viável.

A indicação de aneurismectomia, ou de remodelação do VE nos casos de áreas fibróticas acinéticas, é feita quando existe insuficiência cardíaca, arritmias ventriculares de difícil controle ou fenômenos tromboembolíticos. Evidentemente, o aneurisma também é tratado quando há indicação para se revascularizarem outras artérias, o que ocorre com muita frequência.

A operação é feita com circulação extracorpórea e basicamente existem duas técnicas: 1) a correção por sutura linear, na qual, após ressecção do aneurisma, pontos separados em U, ancorados em tiras longitudinais com enxerto de feltro, são usados para fechamento do ventrículo esquerdo; 2) a correção geométrica, na qual um enxerto circular é suturado no colo do aneurisma, preservando-se a forma geométrica do VE. Em alguns casos, especialmente na correção de áreas acinéticas, uma sutura circular, incluindo septo e parede livre do VE, é feita com o intuito de diminuir ou criar um colo.

Os resultados da correção de aneurisma do VE são bons, e a mortalidade hospitalar fica em torno de 10%.

**Figura 59:** Técnica de ressecção de aneurisma do ventrículo esquerdo (a) e reconstrução com sutura direta (b e c)

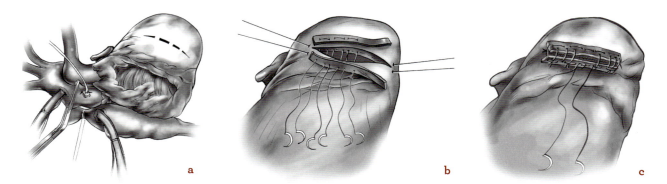

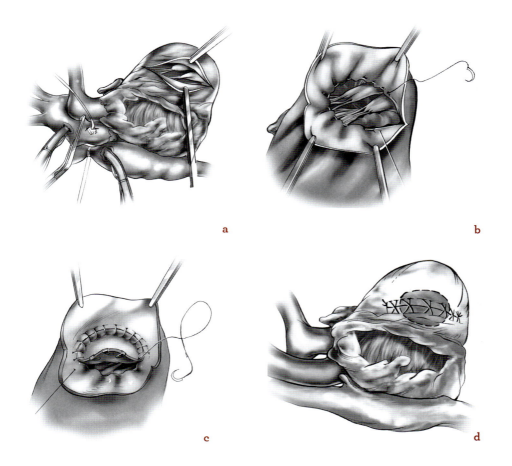

**Figura 60:** Técnica da ressecção de aneurisma do ventrículo esquerdo e reconstrução geométrica: a) Abertura do aneurisma; b) Diminuição do colo do aneurisma por sutura circular; c) Colocação de enxerto ocluindo o colo estreitado do aneurisma; d) Fechamento do ventrículo esquerdo reforçando a hemostasia

## INSUFICIÊNCIA MITRAL

A insuficiência mitral pós-infarto, decorrente de rotura de músculo papilar, incide de 0,5% a 5% dos casos, geralmente entre o 3º e o 10º dia. O aparecimento súbito de um sopro sistólico, seguido de rápida deterioração hemodinâmica, permite que se suspeite do diagnóstico, o qual é facilmente confirmado por ecocardiografia ou cineventriculografia. O quadro geralmente é de extrema gravidade, sendo muitas vezes necessário suporte circulatório com balão intra-aórtico ou bomba centrífuga e correção cirúrgica imediata através de plastia ou troca da valva mitral.

## CIV PÓS-INFARTO

A CIV pós-infarto, decorrente de necrose do septo interventricular, ocorre na primeira semana em cerca de 1% dos casos. Deve-se estabelecer o diagnóstico diferencial com a insuficiência mitral através da ecocardiografia e/ou estudo hemodinâmico. O quadro é de extrema gravidade e a evolução é ruim na maioria dos casos. Suporte circulatório e correção cirúrgica imediata são sempre indicadas.

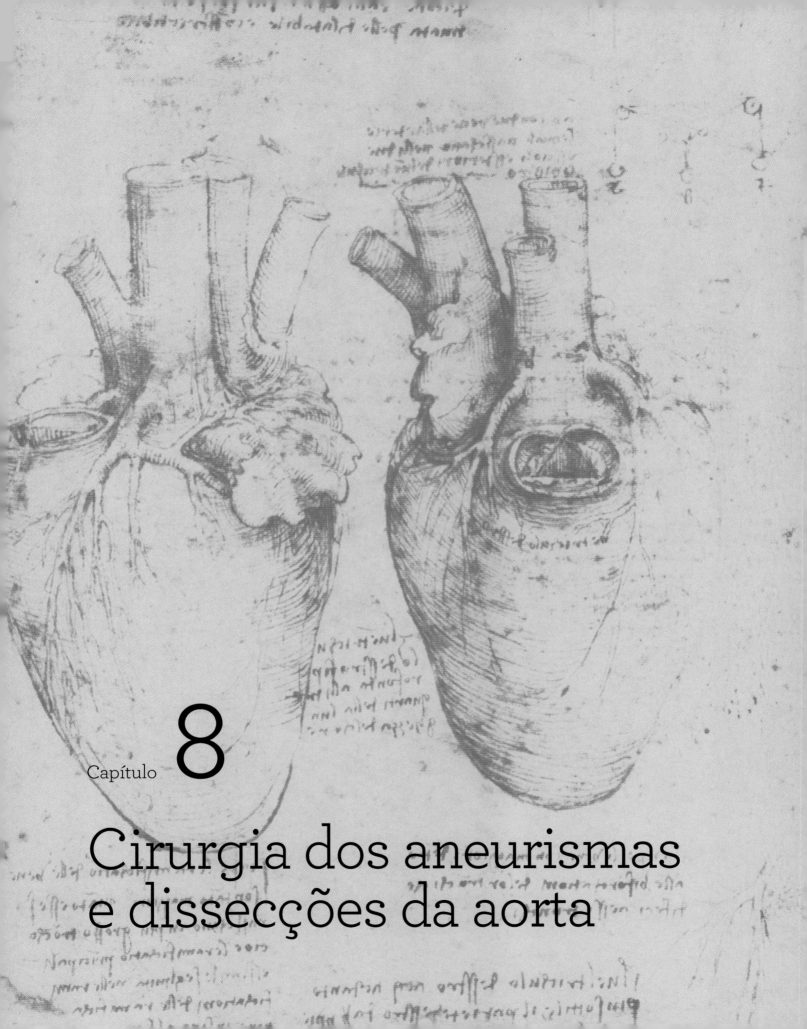

Capítulo 8

# Cirurgia dos aneurismas e dissecções da aorta

# ANEURISMAS DA AORTA

Definição – Aneurisma é uma formação tumoral pulsátil produzida em determinado ponto do percurso de uma artéria por dilatação da parede vascular.

Classificação e patologia – A classificação dos aneurismas da aorta varia de acordo com a localização, a forma e a etiologia. Segundo a localização, eles podem ser: torácicos ou abdominais. De acordo com a forma, são: saculares ou fusiformes. E, dependendo do fator etiológico, eles podem ser sifilíticos, ateroscleróticos, micóticos, traumáticos ou congênitos.

Os aneurismas torácicos podem localizar-se na aorta ascendente, na crossa da aorta ou na aorta descendente, ou atingir simultaneamente duas ou três dessas regiões. Há ainda os aneurismas que atingem a aorta torácica e abdominal. São os chamados aneurismas toracoabdominais.

No aneurisma sacular, há dilatação de apenas um lado da artéria; no fusiforme, de todo o contorno.

O aneurisma sifilítico é causado por destruição da túnica média, consequência de uma periarterite e mesoarterite da aorta. Quase sempre localizam-se na aorta torácica, e sua forma mais frequente é a forma sacular. O tempo de aparecimento do aneurisma sifilítico após o cancro varia de 10 a 20 anos.

Os aneurismas ateroscleróticos são mais comuns na aorta abdominal. Geralmente toda a aorta apresenta alterações, e o tipo fusiforme é o mais frequente.

Os aneurismas micóticos são aqueles produzidos por infecção bacteriana, geralmente secundária à endocardite. São localizados, de forma sacular, e a característica mais importante é que o restante da aorta é normal.

Os aneurismas traumáticos resultam de súbita laceração na parede da aorta. Duas são as localizações mais susceptíveis à ruptura: na aorta ascendente, junto à reflexão pericárdica, e, na aorta descendente, junto ao ligamento arterial. A formação do aneurisma traumático resulta da ruptura das camadas íntima e média, ficando a adventícia intacta. A organização de coágulos na falsa luz leva à formação de um hematoma pulsátil, também chamado falso aneurisma.

Com relação aos aneurismas congênitos, a necrose cística da média caracteriza-se pelo desaparecimento das fibras musculares da lâmina elástica aparecendo espaços císticos com material mucóide. Podem ter qualquer forma e geralmente acometem a aorta ascendente. Sua dilatação pode produzir insuficiência valvar aórtica.

A maioria dos aneurismas (50%) localiza-se na aorta ascendente e prevalece como causa a degeneração da camada média. Apenas 10% dos casos localizam-se na crossa, prevalecendo a mesma etiologia. Na aorta torácica descendente, a aterosclerose é o fator etiológico na maioria dos casos.

Diagnóstico – Os sintomas e os sinais produzidos pelos aneurismas dependem da compressão das estruturas adjacentes.

Dor é o sintoma mais frequente e precoce. Geralmente, ela é intensa e de localização posterior por compressão dos nervos espinhais. Pode haver compressão da veia cava superior, o que causa congestão venosa na metade superior do corpo. Compressão da traqueia pode causar tosse e dispneia. Compressão do nervo recurrente laríngeo pode determinar rouquidão. Nos aneurismas do tronco braquiocefálico, pode aparecer a Síndrome de Horner. Compressão do esôfago pode levar à disfagia, mas é raro. A rotura na árvore traqueobrônquica promove hemoptise.

O diagnóstico é estabelecido por vários exames complementares incluindo-se Rx do tórax, ecocardiografia, aortografia, tomografia computadorizada e ressonância magnética nuclear.

Indicação cirúrgica – Um questionamento que muitos pacientes assintomáticos fazem é: por que operar?

Como é sabido, a história natural dos aneurismas é muito pobre. Estima-se que apenas 20% dos pacientes estarão vivos após 5 anos do diagnóstico.

A grande maioria evolui para a rotura. O aumento progressivo dos aneurismas também favorece a dissecção. Com a expansão, ocorre compressão de outros órgãos. Por fim, principalmente nos aneurismas da aorta ascendente, a insuficiência cardíaca pode ser a manifestação inicial.

Nos aneurismas da aorta ascendente, indica-se a cirurgia nos pacientes sintomáticos, ou quando houver evidência de progressão da insuficiência aórtica, ou aumento do diâmetro da aorta. Indica-se a operação em pacientes com aorta de diâmetro igual ou maior a 5.5cm, mesmo na ausência de sintomas.

Nos aneurismas que envolvem a crossa da aorta, indica-se a operação nos pacientes sintomáticos ou naqueles com diâmetro da aorta ≥ 5cm.

E, finalmente, nos pacientes portadores de aneurisma da aorta descendente, indica-se a cirurgia nos pacientes sintomáticos, ou nos assintomáticos com aumento progressivo do diâmetro da aorta, com aorta maior que 6cm, ou aorta com diâmetro 2 maior vezes que o diâmetro normal contíguo.

Técnica cirúrgica – A técnica cirúrgica para correção do aneurisma da aorta ascendente é bem-padronizada. A operação é realizada através de esternotomia mediana com circulação extracorpórea convencional e hipotermia moderada (30°C). A proteção miocárdica é feita com solução cardioplégica gelada e hipotermia tópica do coração.

Após o clampeamento da aorta e parada dos batimentos cardíacos, realiza-se a ressecção do aneurisma da aorta. Um enxerto tubular é inicialmente suturado no coto distal da aorta e, posteriormente, no coto proximal. Esse enxerto pode ser de dácron ou pericárdio bovino.

Se a troca valvar aórtica for indicada, ressecam-se os folhetos, e implanta-se uma prótese em seu lugar. Essa prótese pode ser mecânica ou biológica. O enxerto tubular é, então, suturado na porção proximal da aorta.

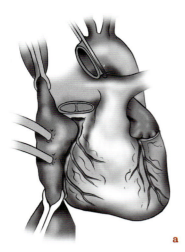 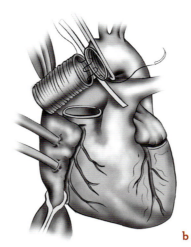 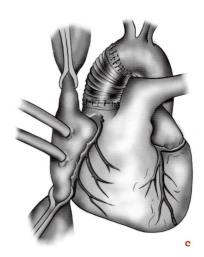

a  b  c

**Figura 61:** Técnica da ressecção de aneurisma da aorta ascendente e reconstrução da continuidade aórtica com enxerto tubular de Dacron

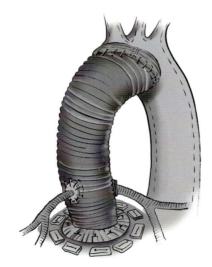

**Figura 62:** Substituição da aorta ascendente, desde o anel aórtico, com reimplante das artérias coronárias

Existem ocasiões em que a dilatação da aorta é de tal ordem que as artérias coronárias precisam ser reimplantadas no enxerto. Em algumas ocasiões, pode ser necessário o implante de enxertos tubulares para restabelecer a conexão com as artérias coronárias.

Os aneurismas que atingem a crossa da aorta determinam graves problemas técnicos, especialmente porque as artérias carótidas estão comprometidas, e a circulação cerebral não pode ser interrompida em normotermia. A via de acesso é a esternotomia mediana. A circulação extracorpórea é estabelecida através da canulação da artéria subclávia direita ou, mais raramente da artéria femoral, e átrio direito ou veias cavas. A temperatura é reduzida a 18º e a circulação é interrompida. Pode-se fazer uso de perfusão cerebral retrógrada na tentativa de aumentar a proteção cerebral. A proteção miocárdica é a convencional.

A técnica de aneurismectomia da crossa da aorta com parada circulatória total implica: 1) incisão da aorta ascendente e crossa; 2) identificação dos vasos da base; 3) sutura do enxerto tubular na boca distal da aorta; 4) implante no enxerto dos vasos da base; 5) e, finalmente, anastomose do enxerto tubular com o coto proximal da aorta.

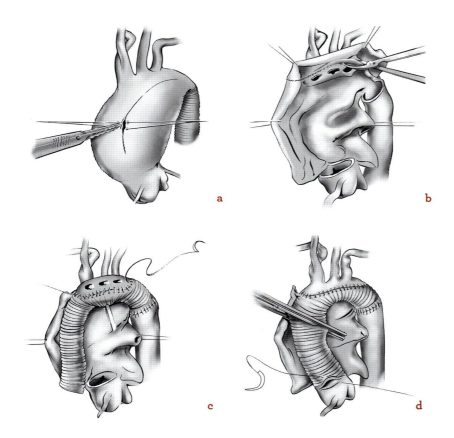

**Figura 63:** Correção de aneurisma da aorta ascendente e crossa da aorta. Utiliza-se um enxerto tubular desde o anel aórtico até a aorta descendente. Os vasos da base são reimplantados no enxerto

Os aneurismas situados abaixo da artéria subclávia esquerda são mais fáceis de serem tratados. Embora não haja os problemas de isquemia cerebral, o fluxo de sangue na aorta descendente nesta região não pode ser interrompido por um tempo prolongado, uma vez que isso determina grande sobrecarga para o coração e anoxia medular e renal. A via de acesso mais comum é a toracotomia posterolateral esquerda ampla. Há quem realize a interrupção do fluxo na aorta e interposição do enxerto. Porém, a instalação da circulação extracorpórea através da canulação da artéria e da veia femorais ou um "bypass" átrio esquerdo-femoral propiciam mais segurança no procedimento.

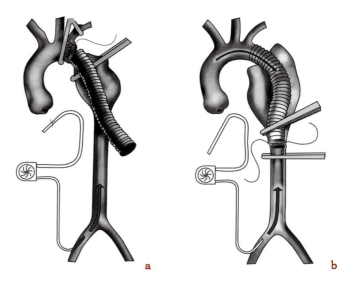

**Figura 64:** Técnica da correção de aneurisma da aorta descendente utilizando-se bypass átrio esquerdo – artéria femoral

A aorta é, então, dissecada, clampeada distal e proximalmente ao aneurisma, que é incisado longitudinalmente. Os trombos são retirados, e os vasos intercostais suturados. Procede-se inicialmente à anastomose proximal do enxerto de dácron e, depois, à anastomose distal. Retira-se o ar e desclampeia-se a aorta, restabelecendo-se o fluxo normal.

Em algumas situações especiais, em que o aneurisma da aorta acomete vários segmentos, inclusive a aorta ascendente e crossa, existe uma técnica conhecida como "tromba de elefante", que consiste em realizar a cirurgia em 2 tempos. Corrige-se inicialmente o aneurisma da aorta ascendente e crossa, mas já nesse tempo insere-se um enxerto suturado apenas na sua porção proximal. A outra extremidade fica solta na aorta descendente. Num segundo tempo, através de uma toracotomia, repete-se a cirurgia descrita anteriormente, mas nesse caso o enxerto é suturado na aorta distal.

Mais recentemente, desenvolveu-se o tratamento de aneurismas da aorta descendente e da aorta abdominal através da utilização de próteses endovasculares (stents) implantadas retrogradamente através da artéria femoral. Essas técnicas estão em plena evolução, e seus resultados tardios ainda não podem ser corretamente avaliados.

Resultados – As principais complicações pós-operatórias imediatas na cirurgia dos aneurismas da aorta são hemorragia, lesão cerebral, insuficiência renal e paraplegia. A lesão cerebral é mais comum nos casos de ressecção de aneurismas da crossa, especialmente quando o tempo de parada circulatória é prolongado. A paraplegia é a mais temida complicação nos casos de aneurismas de aorta descendente, e sua incidência chega a ser de 10%. Ela é consequência da isquemia medular provocada pelo clampeamento da aorta.

A mortalidade média relatada na literatura varia de acordo com a localização do aneurisma. Ela é de 6% para os aneurismas da aorta ascendente, de 20% para os da crossa, de 13% para os da aorta descendente e toracoabdominais.

## DISSECÇÕES AÓRTICAS

Considerações gerais – A dissecção é a rotura das camadas íntima e média da aorta, contida pela adventícia, formando-se um falso lúmen, onde também passa a existir fluxo sanguíneo. É, sem dúvida, o evento mais catastrófico que afeta o sistema cardiovascular.

Estima-se que a ocorrência de novos casos de dissecção da aorta, nos EUA, seja da ordem de 10 a 20 por milhão de habitantes por ano. O sexo masculino é acometido na proporção de 3/1 em relação ao feminino. A faixa etária mais atingida é entre os 45 e 70 anos, principalmente no grupo de pacientes hipertensos.

Classificação – Existem duas classificações utilizadas para as dissecções aórticas. A de DeBakey classifica em 3 tipos: Tipo I: dissecções iniciadas na aorta ascendente e que se estendem por partes variadas da aorta; Tipo II: dissecções que se iniciam na aorta ascendente e se limitam a ela; Tipo III: dissecções que se iniciam na aorta descendente após a origem da artéria subclávia esquerda.

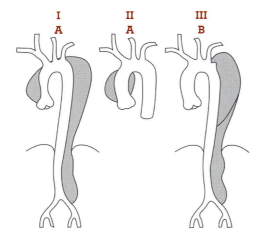

**Figura 65:** Representação esquemática das duas classificações (DeBakey e Stanford) utilizadas na definição das dissecções aórticas (vide texto)

A classificação da Universidade de Stanford é mais simples e, atualmente, a mais utilizada. Nela, há dois tipos de dissecção: Tipo A: aquelas que têm origem na aorta ascendente; Tipo B: aquelas que se originam na aorta descendente.

As dissecções toracoabdominais crônicas seguem a classificação de Crawford para os aneurismas verdadeiros e são divididos em 4 tipos:

**Tipo I**: Dissecções iniciadas logo abaixo da artéria subclávia esquerda e que atingem até o diafragma.

**Tipo II**: Dissecções iniciadas logo abaixo da artéria subclávia esquerda e que atingem a aorta abdominal.

**Tipo III**: Dissecções iniciadas no 1/3 médio da aorta ascendente.

**Tipo IV**: Dissecções iniciadas na aorta abdominal.

Do ponto de vista clínico, as dissecções podem, também, ser classificadas em agudas e crônicas. As agudas são aquelas vistas nas duas primeiras semanas após a dissecção. Da 2ª semana, em diante a dissecção é considerada crônica.

História natural – A história natural das dissecções aórticas é muito pobre: 30% dos pacientes morrem nas primeiras 24 horas; 50% nos dois primeiros dias; 84% após o primeiro mês; 90% nos três primeiros meses; e, 92% no primeiro ano. Isso significa que, sem tratamento, apenas 8% dos doentes sobrevivem mais de 1 ano após a dissecção.

Essa evolução varia com dois fatores: o tipo da dissecção e a idade do paciente. A evolução é bem melhor nas dissecções tipo B e bem mais desfavorável em pacientes acima dos 70 anos.

Etiopatogenia – Os fatores predisponentes mais importantes para o desenvolvimento de dissecção aórtica são a degeneração da camada média da aorta e a hipertensão arterial sistêmica, presente em 70 a 90% dos casos.

Outras importantes situações que podem favorecer a doença incluem: aneurisma verdadeiro, síndrome de Marfan, cirurgia cardíaca, trauma torácico, síndrome de Ehler-Danlos, síndrome de Turner, coarctação da aorta, osteogênese imperfeita e gravidez

A etiopatogenia da dissecção aórtica ainda é motivo de muita controvérsia. Parece evidente que o fator etiopatogênico básico consiste na degeneração da camada média da aorta, ocorrendo alterações de fibras colágenas e elásticas.

Ainda não existe acordo sobre como se inicia o processo de dissecção: se inicialmente ocorre rotura da íntima, ou se a rotura se inicia na média e, daí, estende-se para as outras camadas. O fato é que, em cerca de 10% dos casos, não é possível encontrar a laceração da íntima.

Aortas dilatadas favorecem a dissecção, pois, de acordo com a lei de Laplace, com a dilatação da aorta ocorre maior tensão local. Também se sabe que a onda de pulso é um fator importante na etiopatogenia da dissecção. Trabalhos experimentais em que se provocaram escarificações da íntima da aorta mostraram que fluxos contínuos com pressão de 400 mmHg não provocaram dissecção, ao passo que fluxo pulsátil com pressão de 120 mmHg pode determinar dissecção.

Também se tem especulado que alterações degenerativas dos "vasa vasorum" da aorta poderiam determinar isquemia local seguida de hemorragia na túnica média.

Recentemente, também se descobriu que uma mutação no gene do procolágeno II seria um fator etiopatogênico determinante de dissecção aórtica.

Patologia

Os locais de rotura mais frequentes são logo acima do plano valvar, na junção dos seios de Valsalva com a porção tubular da aorta, e logo abaixo da artéria subclávia esquerda.

A dissecção da aorta proporciona o aparecimento de uma falsa luz. A progressão da dissecção ou da falsa luz pode levar à rotura e à morte por exsanguinação.

Em cerca de 30% dos casos, ocorre compressão de artérias e consequente comprometimento (isquemia) de diversos órgãos (cérebro, medula, fígado, intestinos, rins) e dos membros.

Nas dissecções tipo A, é muito frequente o desenvolvimento de insuficiência aórtica por falta de suporte e desabamento dos folhetos.

Em alguns casos, após a dissecção, não há progressão da falsa luz, formando-se apenas um hematoma intramural localizado. Essa condição tem o mesmo risco potencial da dissecção verdadeira.

Diagnóstico – As manifestações clínicas da dissecção aguda da aorta dependem do local inicial da dissecção, da progressão desta e de complicações agudas, como ruptura, tamponamento e envolvimento de ramos da aorta.

Embora o quadro clínico possa ser extremamente polimórfico, o que dificulta o diagnóstico, alguns achados são constantes. Dor precordial forte é o achado mais comum, com ou sem irradiação para o dorso. É descrita como lacerante ou cortante, aparece em mais de 90% dos casos, e o controle com analgésicos é difícil. Pacientes com síndrome de Marfan frequentemente não têm dor durante as dissecções agudas.

Sinais de baixo débito, como palidez e sudorese, estão quase sempre presentes. No entanto, existe hipertensão arterial.

Observa-se assimetria de pulsos em 30-50% dos pacientes. Sopro diastólico no foco aórtico pode ocorrer nas dissecções, envolvendo a aorta ascendente e denota o aparecimento de insuficiência aórtica. Eventos neurológicos podem ocorrer se houver envolvimento das carótidas. Isquemia de órgãos abdominais e membros pode provocar gangrena de membros inferiores, necrose intestinal e insuficiência renal.

Também pode ocorrer infarto agudo do miocárdio, consequente à compressão ou à extensão da dissecção para a artéria coronária.

Deve-se fazer o diagnóstico diferencial com as seguintes entidades: infarto agudo do miocárdio, aneurisma sacular da aorta torácica, pericardite, insuficiência aórtica aguda, dor muscular intensa e oclusão arterial periférica.

O diagnóstico diferencial com o infarto do miocárdio é importantíssimo, visto que, nessa última entidade, o tratamento inicial consiste no uso de trombolíticos, o que é catastrófico, tratando-se de dissecção aórtica.

Os exames complementares utilizados no diagnóstico de dissecção aórtica são o eletrocardiograma, os Rx do tórax, a ecocardiografia transtorácica e transesofágica, a tomografia computadorizada, a ressonância magnética nuclear e a aortografia.

O eletrocardiograma é útil especialmente para afastar infarto agudo do miocárdio em pacientes com dor precordial. Sinais de infarto ocorrem apenas em 1-2% dos casos de dissecção aórtica.

Nos raios X de tórax, o achado mais comum é o alargamento do mediastino. Oitenta e cinco a 90% dos pacientes apresentam alguma anormalidade na aorta, mediastino ou pleura em casos de dissecção comprovada, como aumento do contorno da aorta, mudança brusca do seu calibre, saliência exagerada do botão aórtico, alargamento do mediastino, desvio da traqueia e derrame pleural. Entretanto, raios X de tórax normal não afastam o diagnóstico de dissecção.

A aortografia foi, por muitos anos, considerada como o método diagnóstico de excelência. De fato, através da aortografia, é possível em cerca de 90% dos casos estabelecer-se o diagnóstico de dissecção aórtica pela visualização do "flap" intimal ou da dupla luz. Ademais, é possível diagnosticar-se o comprometimento de outras artérias e realizar-se, simultaneamente, uma cinecoronariografia, afastando-se ou não a associação com doença coronária.

Quanto às desvantagens da aortografia, por ser método invasivo, acarreta radiação e não deve ser feito em pacientes com insuficiência cardíaca, insuficiência renal e tamponamento.

O ecotranstorácico é um exame de fácil realização à beira do leito, que permite visualização da aorta ascendente, sendo muito útil para diagnosticar derrame pericárdico e insuficiência aórtica, além de permitir a avaliação da função ventricular. Entretanto, esse exame tem pouca sensibilidade para a aorta descendente e há dificuldades técnicas em doentes obesos, com doença pulmonar, com deformação torácica ou em ventilação mecânica.

O ecotransesofágico tem grande sensibilidade e especificidade no diagnóstico de dissecção aórtica e permite boa visualização da aorta descendente. Pode também ser usado no transoperatório. As desvantagens são: não permitir o estudo da aorta abdominal, não poder ser utilizado se houver doença esofágica e necessitar de pessoal mais especializado.

A tomografia computadorizada é um método não invasivo de muita sensibilidade para o diagnóstico de dissecção aórtica. As desvantagens incluem o fato de a imagem ser num único plano, a existência de radiação, a utilização de contraste nefrotóxico e a impossibilidade de visualização da valva aórtica, das artérias coronárias e do ponto de ruptura da íntima.

A tomografia de multidetectores (64 canais) é uma técnica recentemente desenvolvida que possibilita uma imagem tridimensional e de alta resolução de toda a aorta.

A ressonância nuclear magnética permite o diagnóstico em praticamente todos os casos. Possibilita imagem de alta resolução em 3 planos. É um método não invasivo que não usa contraste ou radiação. A angiorressonância fornece imagens tão perfeitas quanto à aortografia. Contudo, não é viável em pacientes instáveis, em ventilação mecânica ou que usem marcapasso.

Um importante aspecto no diagnóstico de dissecção aórtica é a estratégia a se seguir com relação aos exames complementares a serem realizados. A escolha do método depende da situação clínica do paciente, da disponibilidade do exame no hospital onde o paciente se encontra e, sobretudo, da experiência do pessoal com os diversos métodos.

Embora sejam procedimentos diferentes, todos os métodos têm por objetivo confirmar ou afastar o diagnóstico de dissecção, assegurar o comprometimento ou não da aorta ascendente, fato de fundamental importância no planejamento cirúrgico, e verificar a relação anatômica da aorta dissecada com as diversas estruturas intratorácicas.

Se o paciente se encontra clinicamente estável, a melhor conduta é realizar-se ecotranstorácico, seguido de um ecotransesofágico e de uma ressonância magnética nuclear. Quando há instabilidade hemodinâmica, o mais aconselhável é, após o estudo ecocardiográfico, proceder-se a tomografia computadorizada. Evidentemente, a aortografia é uma opção em ambas as situações.

Tratamento – Estabelecido o diagnóstico de dissecção aórtica, medidas clínicas iniciais incluem: 1) o controle da pressão arterial com nitroprussiato de sódio, evitando-se progressão da dissecção e rotura; 2) o emprego de betabloqueador com a finalidade de diminuir as ondas de pulso e, consequentemente, o risco de progressão da dissecção; 3) e, finalmente, o controle da dor, o que na maioria dos casos somente é obtido com o uso de opiáceos.

A indicação cirúrgica depende do tipo da dissecção. Nas dissecções tipo A, ou seja, quando elas têm origem na aorta ascendente, a indicação cirúrgica é imediata, pois a mortalidade sem cirurgia é quase total.

Nas dissecções não complicadas da aorta descendente (Tipo B), o tratamento é clínico por duas razões: 1) porque, sem cirurgia, a história natural não é tão desfavorável quanto no tipo A; 2) porque o tratamento cirúrgico resulta em alta mortalidade.

No tipo B, a cirurgia é reservada para os casos complicados por isquemia de órgãos vitais, rotura iminente, aneurisma em expansão e hemotórax. Progressos cirúrgicos recentes, como a utilização da técnica da tromba de elefante e a colocação de stents, poderão vir, num futuro próximo, a mudar essa conduta, o que pode permitir a indicação do tratamento cirúrgico na fase aguda do tipo B em todos os casos.

Técnica cirúrgica – As dissecções da aorta ascendente são corrigidas por esternotomia mediana com circulação extracorpórea convencional e hipotermia moderada. A canulação arterial é feita na subclávia direita. Algumas vezes, é necessário realizar hipotermia profunda e parada circulatória para a perfeita correção da porção distal da aorta. A proteção miocárdica é feita com cardioplegia gelada e hipotermia tópica do coração.

A cirurgia consiste na ressecção da aorta ascendente, correção da delaminação e interposição de um enxerto tubular de dácron, substituindo a aorta.

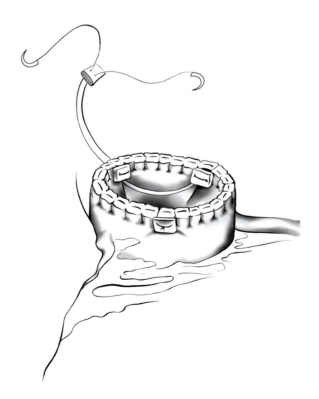

**Figura 66:** Técnica de correção da delaminação (separação) da parede da aorta nas dissecções aórticas

Algumas vezes, a dissecção provoca grosseira lesão da valva aórtica, sendo necessária sua substituição. Nesse caso, também se faz o reimplante das artérias coronárias.

Os princípios básicos de técnica para a correção das dissecções da crossa são os mesmos das dissecções da aorta ascendente, com a diferença de que a operação é sempre feita com hipotermia profunda e parada circulatória total.

As variações técnicas dependem da extensão da dissecção e do envolvimento dos vasos da base. Os princípios técnicos são três: 1) correção da delaminação; 2) substituição da aorta com enxerto tubular; 3) implante no enxerto dos vasos da base envolvidos na lesão.

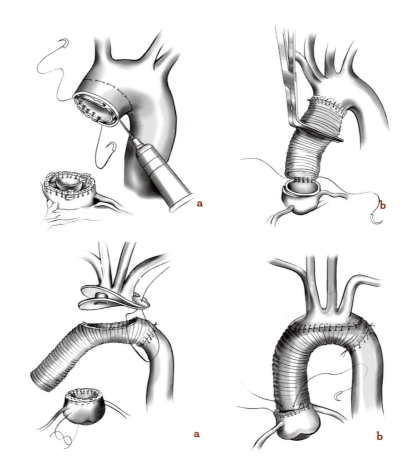

**Figura 67:** a) Correção da dissecção aórtica tipo A. Pode-se utilizar cola biológica durante a correção da delaminação

**Figura 68:** Técnica de correção da dissecção tipo A, envolvendo a crossa da aorta

A técnica clássica de correção das dissecções tipo B inclui: 1) toracotomia posterolateral esquerda; 2) perfusão átrio-esquerdo-femoral ou fêmoro-femoral com oxigenador; 3) isolamento proximal e distal da aorta; 4) clampeamento da aorta e abertura do aneurisma; 5) correção da delaminação com sutura contínua das duas lâminas da aorta; 6) e, interposição de enxerto tubular restaurando a continuidade da aorta.

Recentemente, duas outras alternativas técnicas vêm sendo utilizadas para a correção da dissecção tipo B. Em ambas, a operação é feita através de esternotomia com hipotermia profunda e parada circulatória.

Na primeira, após parada circulatória, realiza-se uma aortotomia na parte distal da crossa e sutura-se, logo abaixo da emergência da artéria subclávia esquerda, um enxerto tubular cuja boca distal fica solta na aorta. É a chamada "tromba de elefante". Espera-se que o tubo cole na região de rotura e promova a trombose da falsa luz.

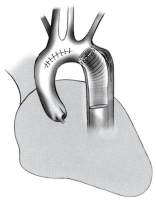

**Figura 69:** Correção da dissecção aórtica tipo B pela técnica chamada "tromba de elefante". Um enxerto tubular é suturado na aorta, antes da área de dissecção. O enxerto tubular é introduzido através de incisão na crossa da aorta durante curto período de parada circulatória. A porção distal do enxerto fica solta na aorta descendente

Em outro tipo de procedimento, um stent especial é introduzido e expandido no interior da aorta, ocluindo o orifício de abertura da íntima. Esses stents vêm sendo implantados através da artéria femoral.

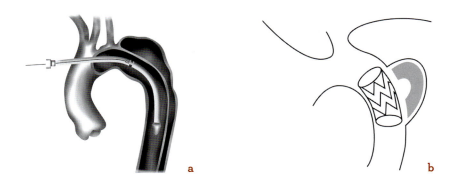

**Figura 70:** Correção de dissecção aórtica tipo B pela colocação de um "stent" autoexpansivo através de incisão na crossa da aorta utilizando-se técnica semelhante a da tromba de elefante

O tratamento cirúrgico das dissecções crônicas da aorta tracoabdominal é feito através toracofrenolaparotomia e segue os mesmos princípios técnicos acima descritos. Contudo, é necessário o reimplante no enxerto das artérias intercostais e das artérias viscerais.

Resultados – O pós-operatório imediato dos pacientes submetidos à cirurgia de correção da dissecção aórtica é usualmente trabalhoso. Cuidados especiais incluem o controle da pressão arterial e da coagulação.

As complicações mais frequentes são: hemorragia, rotura da aorta, isquemia de membros e órgãos, insuficiência renal aguda, paraplegia (especialmente nas dissecções tipo B) e lesão cerebral (mais frequente quando a lesão envolve a crossa).

No pós-operatório tardio, é importante o controle da pressão arterial e a avaliação do resultado da cirurgia através da realização periódica de tomografia computadorizada ou ressonância nuclear magnética.

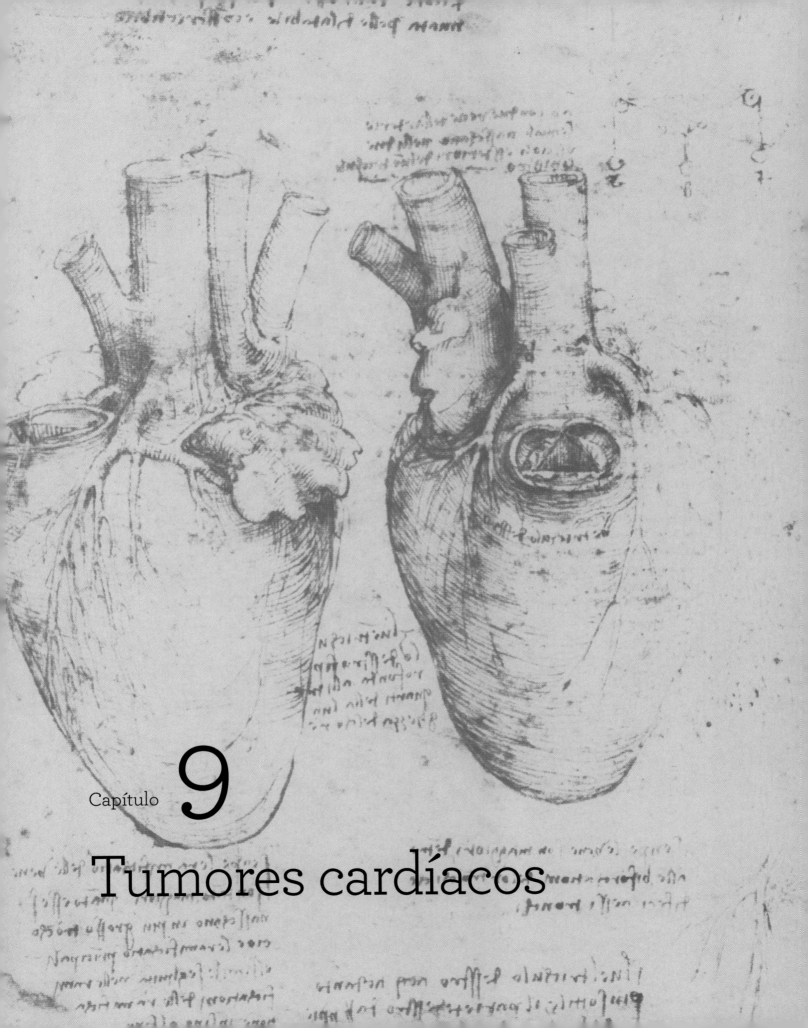

Capítulo 9

Tumores cardíacos

### Incidência

Os tumores primários do coração constituem lesão pouco frequente. Estudos de necropsia realizados nos Estados Unidos calcularam a incidência geral na população em 0,0017%.

### Patologia

Na idade adulta, aproximadamente 80% dos tumores primitivos do coração são benignos e, desses, no mínimo 50% são constituídos por mixomas. Em crianças, os tumores malignos são muito raros, e o tumor benigno mais frequente é o rabdomioma, seguido dos fibromas e dos mixomas.

Os rabdomiomas ocorrem predominantemente em crianças com menos de três anos. Apresentam-se geralmente múltiplos e se originam do septo interventricular ou da parede adjacente de ambos os ventrículos. Mais raramente, atingem os músculos papilares e átrios. Os rabdomiomas consistem em nódulos acinzentados bem-circunscritos, não encapsulados, localizados dentro do miocárdio. Quando grandes, projetam-se para o interior das cavidades cardíacas. Microscopicamente, suas células possuem uma forma de aranha, são vacuolizadas e cheias de glicogênio. Ao contrário do que foi sugerido, tais tumores são diferentes dos distúrbios de armazenamento de glicogênio (doença de Von Gierke). Cerca de 50% dos pacientes portadores de rabdomiomas do coração, apresentam esclerose tuberositária – entidade familiar caracterizada por retardamento mental, convulsões e múltiplos nódulos no pâncreas, nos rins, no cérebro e nas glândulas sebáceas.

Os fibromas são quase sempre únicos, arredondados, bem-circunscritos, não possuem cápsula, podendo sofrer calcificação. Histologicamente, observa-se que tais tumores são formados por fibroblastos, fibras do músculo cardíaco e colágeno. Mais frequentemente, eles localizam-se na parede do ventrículo esquerdo ou septo interventricular, mas têm sido descritos casos no ventrículo e no átrio direitos. A maioria dos fibromas também ocorre em crianças pequenas, e tem sido relatada elevada frequência de morte súbita provavelmente por arritmias.

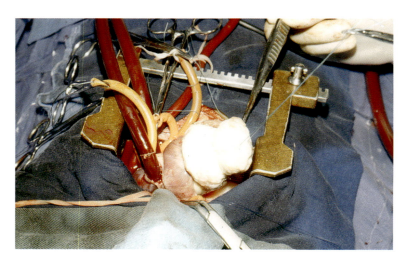

**Figura 71** – Fibroma do ventrículo esquerdo sendo ressecado

Em contraste com sua frequencia relativamente alta em adultos, os mixomas são tumores raros em crianças. Esses tumores podem ser firmes ou terem consistência gelatinosa. Geralmente estão fixados no endocárdio por um pedículo. Em 85% dos casos, os mixomas localizam-se no átrio esquerdo determinando manifestações de obstrução da valva mitral e/ou embolia arterial periférica. Raramente, situam-se no átrio direito ou nos ventrículos.

Outros tumores benignos incluem lipomas, hemangiomas e teratomas. Na maioria dos casos relatados de teratomas do coração, o tumor é, na realidade, extracardíaco, mas intrapericárdico e normalmente está aderido na aorta por um pedículo vascularizado. Esses tumores produzem grosseiras manifestações de compressão do coração.

Tumores malignos primários do coração, geralmente do tipo sarcoma, têm sido observados em raríssimos casos. Crescem e se disseminam rapidamente, determinando a morte precoce, visto que não respondem a qualquer tratamento.

Diagnóstico

Os tumores do coração são entidades de múltiplas manifestações clínicas. Os mixomas, que são os tumores cardíacos mais frequentes, assemelham-se às estenoses valvares mitral e tricúspide, porém há variação dos sintomas, pois enquanto nas estenoses valvares a obstrução é fixa, no mixoma é variável em função da postura adotada pelo paciente. Dispneia de esforço, debilidade e cansaço físico são sintomas frequentes. A ausculta pode ser semelhante à estenose mitral, porém, muitas vezes, a pobreza do exame físico é desproporcional à sintomatologia.

Manifestações clínicas de outros tipos de tumores (rabdomiomas, fibromas e outros mais raros) vão depender do grau de obstrução ao fluxo sanguíneo que eles possam causar no coração. Arritmias também são achados frequentes.

O diagnóstico de tumor do coração é, no presente, facilmente estabelecido através da ecocardiografia. O desenvolvimento desse método, especialmente da ecocardiografia biplana, possibilitou a obtenção de informações precisas sobre o tamanho, a localização e a mobilidade do tumor. A ecocardiografia é particularmente valiosa em pequenas crianças com grave insuficiência cardíaca.

Tratamento cirúrgico – As técnicas usuais de circulação extracorpórea e o aperfeiçoamento dos cuidados intra e pós-operatórios permitem, atualmente, a ressecção de tumores primitivos do coração, mesmo em neonatos. A indicação cirúrgica deve ser feita em todos os doentes sintomáticos ou naqueles em que o tumor produz obstrução importante.

Evidentemente, a tática cirúrgica nesses casos não pode ser padronizada. Dependerá essencialmente da localização e tamanho do tumor bem como de sua relação com as diversas estruturas intracardíacas.

A ressecção completa dos rabdomiomas é quase sempre impossível, pois tais tumores são geralmente múltiplos e promovem extenso envolvimento miocárdico. A excisão parcial, entretanto, deve ser realizada com o intuito de corrigir as alterações hemodinâmicas produzidas pela obstrução. Em diversos casos relatados, essa tem sido uma operação salvadora graças, sobretudo, ao pequeno potencial de crescimento desses tumores.

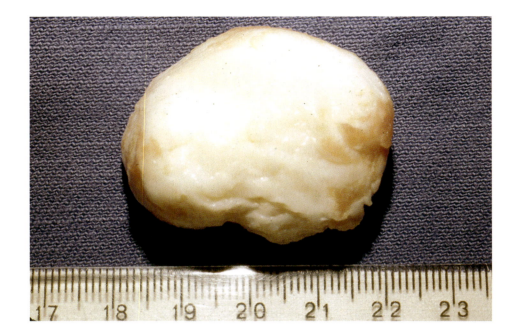

**Figura 72** – Aspecto do fibroma que media 4x4cm

Os fibromas podem, quase sempre, ser enucleados do miocárdio ventricular. Quando o fibroma se localiza no átrio, geralmente é necessária uma operação mais radical, substituindo-se a parede atrial com pericárdio.

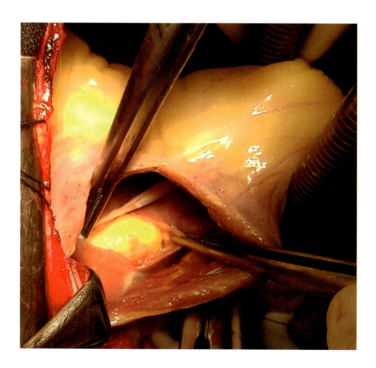

**Figura 73** – Aspecto cirúrgico da ressecção de um lipoma do septo interventricular

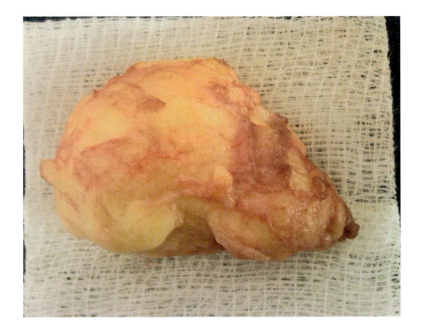

**Figura 74** – Lipoma do septo interventricula

A remoção dos mixomas localizados nos átrios é usualmente mais simples, uma vez que esses tumores estão praticamente soltos. A excisão de um segmento do septo interatrial no local onde o tumor se origina é recomendável para diminuir a possibilidade de recidiva.

Os resultados cirúrgicos imediatos da excisão de tumores do coração são bastante satisfatórios. Os resultados tardios são considerados bons, embora em casos de mixoma familiar a recidiva não seja incomum.

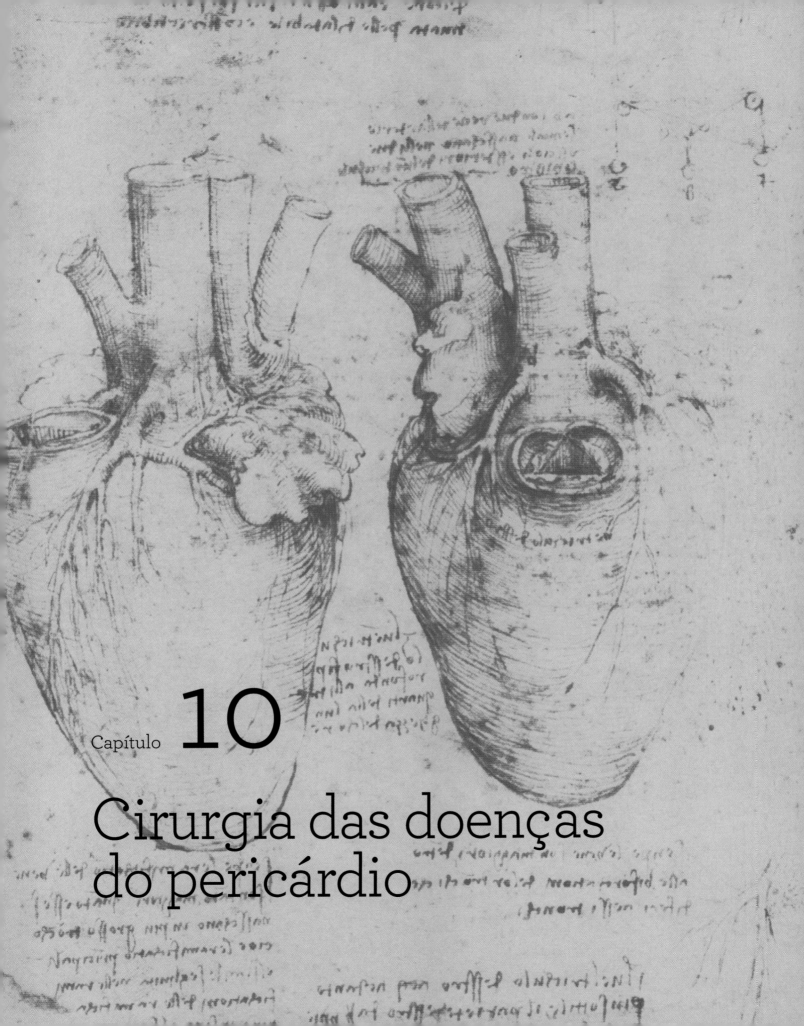

Capítulo 10

Cirurgia das doenças do pericárdio

### Anatomia

O pericárdio é um saco fibrosseroso que envolve o coração e os grandes vasos. É composto de duas partes distintas: o pericárdio fibroso e o pericárdio seroso.

O pericárdio fibroso é a parte externa da estrutura. O pericárdio seroso é a parte interna e se compõe de duas folhas: uma parietal e outra visceral. A folha parietal é muito delgada e reveste a face interna do pericárdio fibroso. A folha visceral ou epicárdio se estende sobre os ventrículos, átrios e os vasos contidos no saco pericárdico. No saco pericárdico existe normalmente uma pequena quantidade de líquido citrino.

Do ponto de vista anatômico, é possível descrever no pericárdio uma base, aderida ao diafragma; um vértice, que abraça os grandes vasos; uma face anterior, que recobre os ventrículos; duas faces laterais, na qual correm os vasos diafragmáticos e os nervos frênicos, e, finalmente, uma face posterior, que mantém contato com as estruturas do mediastino posterior.

### Afecções congênitas

O pericárdio raramente é sede de afecções congênitas. Elas incluem a agenesia, que pode ser total ou parcial, e os cistos ou divertículos. A agenesia pericárdica, que por si só é rara, raramente determina maiores problemas, a não ser quando ela é parcial e permite a herniação de uma aurícula esquerda aneurismática, o que pode ser confundido com tumor intratorácico.

Os cistos pericárdicos são assintomáticos e achados radiológicos ocasionais. Radiologicamente apresentam-se como massas difíceis de se diferenciar da imagem cardíaca, pois são situadas no mediastino anterior ou sulco cardiofrênico. A ecocardiografia biplana, a tomografia computadorizada e a ressonância magnética podem contribuir para o diagnóstico definitivo. A ressecção cirúrgica do cisto é sempre indicada, e modernamente isso pode ser feito através de toracoscopia videoassistida.

## Tumores do pericárdio

Os tumores primários do pericárdio são extremamente raros. Podem ser benignos, tais como os lipomas, fibromas, hemangiomas, e teratomas e malignos, como os mesoteliomas, sarcomas e teratomas. Evidentemente, o diagnóstico segue os mesmos princípios estabelecidos para os outros tumores do mediastino, e o tratamento, no caso de tumor benigno, consiste na exerese cirúrgica.

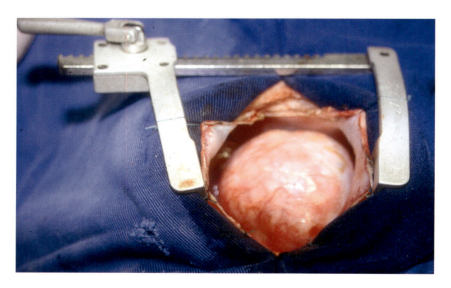

**Figura 75** — Teratoma intrapericárdico em neonato, fortemente aderido à aorta e produzindo compressão do coração

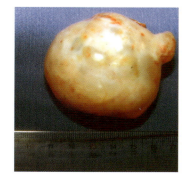

**Figura 76** — Teratoma ressecado, observando-se (seta) área de aderência à aorta.

### Pericardite aguda com derrame

A pericardite aguda com derrame caracteriza-se pelo acúmulo de líquido (citrino, sanguinolento ou purulento) na cavidade pericárdica.

A lista de doenças que podem causar pericardite aguda com derrame é enorme. As mais frequentes incluem infecções bacterianas, especialmente a tuberculose, infecções virais (na atualidade a AIDS é um importante fator etiológico), doenças sistêmicas (lupus, escleroderma, artrite reumatóide, febre reumática), uremia, tumores e o infarto do miocárdio.

O diagnóstico da pericardite aguda com derrame geralmente não impõe maiores problemas. O quadro clínico é caracterizado por febre, dor retroesternal e atrito pericárdico. Leucocitose é um achado comum. O eletrocardiograma mostra elevação do segmento ST e inversão de ondas T. Radiologicamente, observa-se aumento da área cardíaca com a clássica imagem em moringa. Atualmente, o diagnóstico definitivo é facilmente estabelecido com a ecocardiografia, que revela a presença do líquido na cavidade pericárdica.

Na pericardite aguda com derrame, o exudato vai-se acumulando vagarosamente, e o pericárdio vai-se elastecendo de tal sorte que, grande quantidade de líquido pode acumular-se sem que apareça o quadro de tamponamento cardíaco. Isso, porém, pode não acontecer, e o quadro clínico do paciente ser o de tamponamento cardíaco clássico, caracterizado por pressão venosa elevada, pressão arterial baixa, taquicardia, abafamento de bulhas e pulso paradoxal.

O tratamento da pericardite aguda com derrame deve visar, primordialmente, ao tratamento da doença causal. O esvaziamento do derrame pericárdico, se é volumoso, é feito através de pericardiocenteses repetidas. Se o derrame persiste, pode-se indicar a drenagem do pericárdio ou a pericardiectomia. Este último procedimento é sempre indicado se o derrame é purulento.

### Pericardite constrictiva crônica

Pericardite constrictiva crônica é um processo inflamatório crônico que determina espessamento e, em metade dos casos, calcificação do pericárdio e constrição dos ventrículos.

Na maioria dos doentes, não se consegue estabelecer a etiologia da pericardite. Em cerca de 10%, há história de pericardite aguda prévia. Outras causas conhecidas incluem tuberculose em 5% dos casos, irradiação do mediastino, doença reumatóide, sarcoidose e cirurgia cardíaca.

As manifestações clínicas da pericardite constritiva incluem dispneia, hepatomegalia, estase jugular, ascite, edema periférico, pulso paradoxal e 3a bulha.

Radiologicamente, a área cardíaca é usualmente de tamanho normal, mas o diagnóstico é facilitado em 50% dos casos pela presença de calcificação. O eletrocardiograma mostra sempre alterações do segmento ST e da onda T. O eco biplano, a tomografia computadorizada e a ressonância magnética não são muito úteis ao diagnóstico, pois revelam apenas o espessamento do pericárdio.

O cateterismo cardíaco revela elevação das pressões diastólicas em átrios, ventrículos e artéria pulmonar. Caracteristicamente, a curva de pressão ventricular assume uma forma em "raiz quadrada".

O tratamento da pericardite constrictiva é sempre cirúrgico e consiste na pericardiectomia.

### Procedimentos cirúrgicos

A pericardiocentese é a punção com agulha do saco pericárdico para aspiração de líquido. Sob anestesia local, a agulha é introduzida por debaixo do apêndice xifóide. A pericardiocentese pode ser diagnóstica ou terapêutica.

Quando o derrame pericárdico é recidivante, pode-se realizar a drenagem do saco pericárdico. A colocação do dreno também se faz com anestesia local e por debaixo do apêndice xifoide.

Finalmente, a pericardiectomia que é a exerese cirúrgica do pericárdio. Atualmente, a maioria dos cirurgiões prefere realizar essa operação através esternotomia mediana. O pericárdio espessado deve ser ressecado de um frênico a outro. É clássico que se deve liberar primeiro o ventrículo esquerdo, evitando-se inundação pulmonar, caso haja liberação inicial do lado direito do coração.

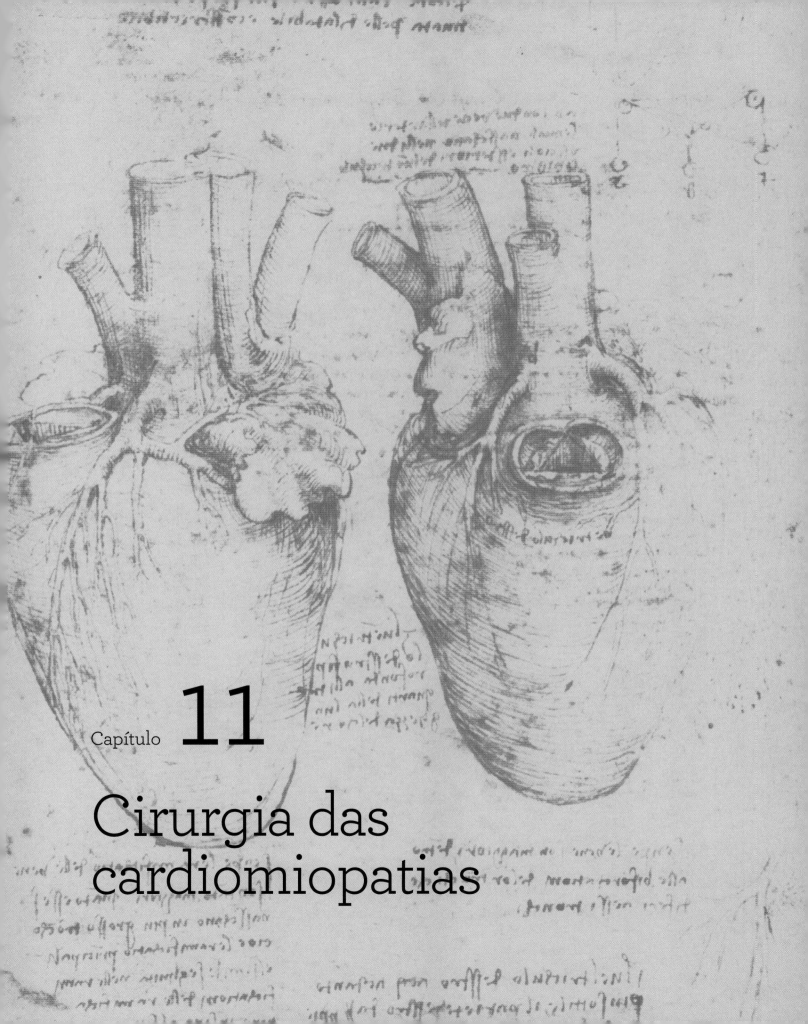

Capítulo 11

# Cirurgia das cardiomiopatias

# CONSIDERAÇÕES GERAIS

Cardiomiopatia é uma doença do músculo cardíaco, a qual resulta em alterações morfológicas do coração. Essas alterações podem ser classificadas em: 1) cardiomiopatia dilatada; 2) cardiomiopatia hipertrófica; 3) cardiomiopatia restritiva; 4) e displasia arritmogênica do ventrículo direito.

A cardiomiopatia dilatada caracteriza-se por dilatação de um ou ambos os ventrículos, o que determina déficit da função sistólica. Pode ter uma causa conhecida (alcoolismo, infecção por vírus etc.), mas, num grande número de casos, a etiologia é desconhecida recebendo a denominação de "cardiomiopatia dilatada idiopática".

A cardiomiopatia hipertrófica é uma doença do miocárdio, caracterizada por hipertrofia de um ou de ambos os ventrículos, geralmente assimétrica. Microscopicamente, evidencia-se desarranjo das fibras miocárdicas. Existem diversas formas da doença: a que produz obstrução da via de saída do ventrículo esquerdo tem importância cirúrgica, como veremos adiante.

A cardiomiopatia restritiva é uma doença do músculo cardíaco que resulta em alteração da função diastólica com perda da complacência ventricular. Caracteriza-se por hipertrofia ventricular difusa. A parede ventricular é excessivamente rígida. Microscopicamente, há fibrose e hipertrofia dos miócitos. Pode ser secundária a infiltração por amilosdose, mas muitas vezes a etiologia é desconhecida. A endomiocardiofibrose (EMF) é um tipo de cardiomiopatia restritiva na qual o processo patológico é prepoderante no endocárdio.

A displasia arritmogênica do ventrículo direito, incluindo a doença de Uhl, é uma entidade na qual as fibras musculares do ventrículo direito são progressivamente substituídas por gordura. A doença tem caráter familiar e produz arritmias ventriculares intratáveis que, eventualmente, são fatais.

Existem duas formas de cardiomiopatia que têm importância cirúrgica, haja vista existirem técnicas cirúrgicas específicas e bem-padronizadas para elas: a cardiomiopatia hipertrófica obstrutiva (CHO) e a endomiocardiofibrose (EMF). Para as demais, a única opção é o transplante cardíaco.

## CARDIOMIOPATIA HIPERTRÓFICA OBSTRUTIVA

Definição – A cardiomiopatia hipertrófica obstrutiva (CHO) é uma forma de cardiomiopatia hipertrófica na qual ocorre obstrução à ejeção do ventrículo esquerdo, causada por graus variáveis de hipertrofia septal e movimentação anterior anormal do folheto anterior da valva mitral. A doença tem caráter familiar.

Patologia – A hipertrofia muscular presente na CHO envolve o septo interventricular e o ventrículo esquerdo e é variável em localização e intensidade. Geralmente, a hipertrofia é máxima na porção cefálica do septo ventricular, determinando obstrução na via de saída do ventrículo esquerdo. Na CHO, a valva mitral está posicionada mais perto do septo ventricular do que no coração normal. Seus folhetos são desproporcionalmente alongados e engrossados. Durante a sístole, o folheto anterior da valva mitral apresenta uma movimentação anterior, tanto maior quanto maior for a obstrução. Todo o ventrículo esquerdo está hipertrofiado. Histologicamente, tanto no septo quanto na parede livre do VE, observa-se tecido fibroso e um desarranjo das fibras musculares.

Diagnóstico – Os sintomas decorrentes da CHO podem ocorrer em qualquer idade, da infância à velhice, e incluem angina, dispneia de esforço e palpitações. Na fase final da doença, instala-se severa e progressiva insuficiência cardíaca. Os três sinais mais importantes são sopro telesistólico no mesocárdio, duplo impulso no precórdio devido à forte contração atrial e pulso bífido.

Eletrocardiograficamente, há evidência de hipertrofia ventricular esquerda importante, e, radiologicamente, observa-se discreta a moderada cardiomegalia. O diagnóstico definitivo é facilmente estabelecido por ecocardiografia transtorácica e transesofágica, a qual permite avaliar o grau de obstrução na via de saída do ventrículo esquerdo e as alterações funcionais da valva mitral. A acurácia da ecocardiografia diminuiu a necessidade de estudo hemodinâmico e cinecoronariografia, que ficam indicados apenas nos casos inconclusivos ou quando se planeja o tratamento cirúrgico.

História natural – A história natural da CHO é muito variável. A evolução clínica pode ser estável por muitos anos, mas eventos adversos tais como insuficiência cardíaca, síncope e embolização periférica podem surgir subitamente. Muitas vezes, o súbito aparecimento de insuficiência cardíaca e embolismo é precipitado por fibrilação atrial. Morte súbita é comum em pacientes com CHO. Provavelmente, essa doença é a causa mais comum de morte súbita inexplicável em atletas aparentemente saudáveis durante uma competição. É interessante notar que não há uma relação estreita entre a gravidade da obstrução e a sintomatologia, mas provavelmente não há pacientes assintomáticos quando o gradiente na via de saída do ventrículo esquerdo é superior a 100 mmHg.

Tratamento – O tratamento clínico com betabloqueadores e antagonistas do cálcio deve ser instituído, tão logo o diagnóstico seja estabelecido. Existem atualmente duas formas de tratamento da CHO antes que a cirurgia seja contemplada.

O implante de um marcapasso de dupla câmara (DDD) diminui o gradiente de pressão e alivia os sintomas em alguns doentes. O mecanismo de ação é incerto, mas acredita-se que pode estar relacionado a uma ativação tardia da base do septo, à diminuição da movimentação septal ou à diminuição da contratilidade do VE. Essa terapia pode ser valiosa em pacientes velhos. Muitos pacientes não respondem satisfatoriamente ao implante do marcapasso DDD.

Outra forma de tratamento é a ablação do miocárdio septal por injeção de álcool nos ramos septais da artéria interventricular anterior através de cateterismo cardíaco. A injeção de álcool resulta em infarto septal, consequente diminuição da espessura do septo e redução do gradiente. Os resultados a longo prazo desse tipo de tratamento são desconhecidos.

O tratamento cirúrgico deve ser considerado em qualquer paciente que permaneça sintomático após tratamento clínico, implante de marcapasso DDD e ablação septal e cujo gradiente na via de saída do ventrículo esquerdo seja superior a 50 mmHg. Várias técnicas cirúrgicas foram propostas, mas a que resulta em resultados mais consistentes é a miectomia transaórtica.

A miectomia transaórtica é feita com circulação extracorpórea convencional e incisão oblíqua na aorta. O folheto coronariano direito é retraído contra a parede aórtica expondo o septo interventricular. Duas incisões longitudinais paralelas são feitas no septo. Essas incisões são unidas por uma incisão transversa feita alguns milímetros abaixo da implantação da cúspide coronariana direita. A partir daí, um retângulo de músculo septal que se estende até a base do músculo papilar anterior é ressecado, criando um túnel que permitirá diminuição do gradiente. Algumas vezes, a valva mitral é tão deslocada anteriormente que precisa ser substituída. Nessa situação, os folhetos, cordas tendinosas e músculos papilares são ressecados. Em casos especiais pode-se indicar transplante cardíaco.

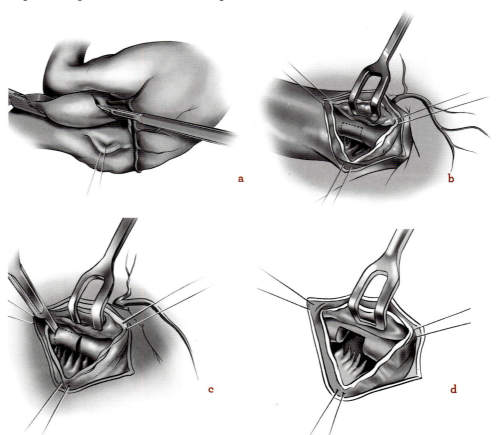

**Figura 77:** Técnica da miectomia transaórtica: a) incisão oblíqua na aorta; b) linha pontilhada mostra a região da via de saída do VE a ser ressecada; c) aspecto da realização da miectomia; d) aspecto final da operação

Resultado – A mortalidade imediata da cirurgia para CHO é baixa, variando em torno de 4%. A principal causa de morte é insuficiência miocárdica. Os resultados a longo prazo mostram sobrevida em torno de 90% aos 5, e de 80% aos 10 anos.

## ENDOMIOCARDIOFIBROSE

Definição – Endomiocardiofibrose (EMF) é uma cardiomiopatia restritiva obliterativa crônica que se caracteriza pela formação de tecido fibroso no endocárdio, e, em menor extensão, no miocárdio de um ou ambos os ventrículos. Geralmente, a fibrose envolve os músculos papilares, o que resulta em regurgitação das valvas atrioventriculares. A etiologia da EMF é desconhecida.

A doença atinge igualmente ambos os sexos e é mais comum em pessoas jovens e de baixa condição socioeconômica. Embora a EMF tenha sido descrita e seja mais comum na África, ela também é encontrada em regiões tropicais e subtropicais do resto do mundo.

Morfologia – A doença pode assestar-se em um ou nos dois ventrículos. A forma biventricular está presente em metade dos casos, a lesão isolada do ventrículo esquerdo em 10%, e a do ventrículo direito em 40%. É comum a existência de volumoso derrame pericárdico. A lesão patológica básica consiste em fibrose endocárdica na via de entrada do ventrículo, a qual compromete os músculos papilares e as cordas tendinosas, determinando insuficiência valvar mitral ou tricúspide. Eventualmente, essa fibrose é sede de calcificação e trombose.

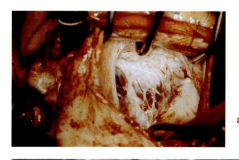

a

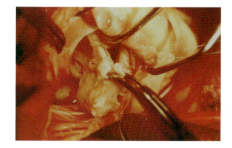

b

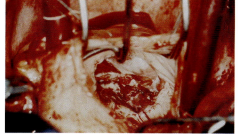

c

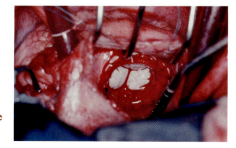

d

**Figura 78** – Aspecto cirúrgico observando-se intensa fibrose endocárdica do ventrículo direito (Fig. 1a), decorticação (Fig. 1b), cavidade ventricular após decorticação (Fig. 1c) e implante de bioprótese em posição tricúspide (Fig. 1d)

Histologicamente, observa-se intenso grau de espessamento fibroso no endocárdio formado por fibras colágenas.

*Fisiopatologia* – A fibrose endocárdica produz diminuição da distensibilidade ventricular e incompetência das valvas atrioventriculares, fatos que regem a fisiopatologia da enfermidade.

Quando a doença acomete apenas o ventrículo esquerdo, desenvolve-se hipertensão venocapilar pulmonar à semelhança do que ocorre nas lesões da valva mitral. Se a doença é isolada do ventrículo direito, o quadro predominante é o de congestão venosa periférica e hepática. O mesmo acontece se a doença for biventricular, haja vista o baixo débito do ventrículo direito prevenir o desenvolvimento de hipertensão pulmonar.

*Diagnóstico* – O quadro clínico é determinado pela localização e pela intensidade da fibrose. Quando a doença afeta isoladamente o ventrículo esquerdo, surgem os sintomas e os sinais característicos da insuficiência mitral e da hipertensão pulmonar. Dispneia e tosse são os sintomas predominantes, e sopro de regurgitação mitral é usualmente audível. O eletrocardiograma mostra baixa voltagem do QRS e alterações de T, porém sinais de crescimento atrial esquerdo e ventricular direito podem estar presentes. Radiologicamente, há sempre moderada cardiomegalia.

Quando a EMF afeta isoladamente o ventrículo direito ou é bilateral o quadro clínico é caracterizado por congestão venosa periférica, hepatomegalia e ascite. O eletrocardiograma revela baixa voltagem do QRS. É frequente ocorrer fibrilação atrial. A radiografia do tórax revela usualmente grande cardiomegalia decorrente de crescimento atrial.

O ecocardiograma é um exame complementar útil ao diagnóstico, permitindo a identificação da fibrose intraventricular.

O diagnóstico definitivo é estabelecido por angiocardiografia e, mais recentemente por angioressonância magnética nuclear. As imagens são típicas: no ventrículo direito, observa-se desaparecimento da zona trabeculada, formando-se um túnel que conecta o átrio direito à via de saída do ventrículo direito; no lado esquerdo, o ventrículo assume uma forma globosa devido à amputação da ponta pela fibrose. O estudo angiográfico também determina a existência e a magnitude de insuficiência tricúspide e/ou mitral.

*História Natural* – A história natural é pobre, e a morte sobrevém, em média, dois anos após o diagnóstico.

Indicação cirúrgica – O tratamento clínico da EMF é ineficaz. Dessa forma, a cirurgia é a única esperança de melhora do quadro clínico. Geralmente, a operação é indicada quando as manifestações de insuficiência cardíaca se tornam importantes (classes funcional III e IV da NYHA).

Técnica Cirúrgica – O tratamento cirúrgico da endomiocardiofibrose consiste na ressecção da fibrose endocárdica (decorticação endocárdica) e no reparo ou na substituição das valvas atrioventriculares. A ressecção da fibrose é facilitada pela existência de um plano de clivagem com o miocárdio subjacente, evitando-se a injúria deste. A fibrose tende a ser mais espessa na região da ponta e na base dos músculos papilares.

A operação é realizada através de esternotomia mediana com circulação extracorpórea e proteção miocárdica convencionais.

A decorticação endocárdica do ventrículo direito é sempre realizada através de ampla atriotomia direita, paralela ao sulco atrioventricular. A decorticação do ventrículo esquerdo pode ser feita pelo átrio esquerdo ou pela ponta do VE, e isso depende do grau de regurgitação mitral e do tamanho do átrio esquerdo. Em cerca de 40% dos pacientes com EMF, é possível a preservação valvar, especialmente da valva mitral. Nos demais, a substituição valvar tricúspide e/ou mitral é feita por prótese biológica.

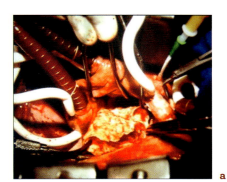

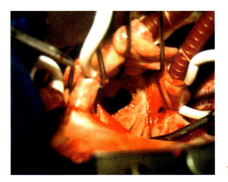

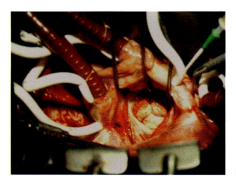

**Figura 79 —** Aspecto cirúrgico observando-se decorticação endocárdica do ventrículo esquerdo por via atrial esquerda (Fig. 4a), a cavidade ventricular esquerda após decorticação encodocárdica (Fig. 4b) e bioprótese biológica implantada em posição mitral (Fig. 4c)

*Resultados da Cirurgia* – A mortalidade operatória do tratamento cirúrgico da EMF é elevada, variando entre 10 e 20%. Com relação aos resultados tardios, a curva actuarial de sobrevida revelou que 55% dos pacientes estão vivos após 17 anos da cirurgia.

## TRANSPLANTE CARDÍACO

O transplante cardíaco é a maneira mais eficiente de tratar pacientes com insuficiência cardíaca terminal. Infelizmente, a grande desproporção entre o número de pacientes que necessitam de um transplante e o número de doadores limita os benefícios desse tipo de cirurgia.

A evolução das técnicas de transplante de órgãos, particularmente do transplante cardíaco, e os problemas relacionados à compatibilidade imunológica foram muito lentos e envolveram décadas de pesquisas. O transplante de coração, embora tenha sido realizado clinicamente pela primeira vez em 1967, somente se tornou uma realidade clínica a partir da década de 1980, com o advento da ciclosporina A, como droga imunossupressora, e do desenvolvimento da técnica de biópsia endocárdica, trabalhos desenvolvidos na Universidade de Stanford.

### Seleção e preparo do doador

Três procedimentos são usados para estudar a histocompatibilidade entre doadores e receptores de órgãos: o sistema HLA (human leukocyte antigen), o painel leucocitário e o "crossmatch" de linfócitos. Entretanto, na prática, o transplante cardíaco é realizado apenas pela compatibilidade do grupo sanguíneo (ABO).

Confirmada a morte cerebral e preenchidas as formalidades legais, tem início a avaliação do doador. Não pode haver grande disparidade entre o tamanho do doador e do receptor, aceitando-se uma diferença em torno de 20% no peso corporal.

Idealmente, o doador deve ser avaliado por ecocardiografia a qual permite a avaliação da morfologia e da função cardíaca. Causas de exclusão do doador incluem:

1) Idade superior a 55 anos. Acima dos 45 anos é obrigatória a realização de cinecoronariografia para se afastar doença arterial coronária;

2) Episódio de hipotensão severa ou parada cardíaca, pois tais eventos afetam a função do enxerto após o transplante;
3) Arritmias ventriculares importantes;
4) História de hipertensão arterial e evidência eletrocardiográfica de hipertrofia ventricular esquerda;
5) Sorologia positiva para HIV, CMV (citomegalovírus) e hepatite C;
6) Sinais de sepsis ou infecção importante;
7) Doença maligna ativa, exceto em casos de tumor cerebral primário;
8) Morte por intoxicação por monóxido de carbono;
9) Viciados com drogas endovenosas.

Assim, se a avaliação do doador é positiva, inicia-se um intenso preparo dele. Hipotensão, hipotermia e diabetes insipidus são frequentes achados após morte cerebral. Reposição de volume, geralmente em grande quantidade, é essencial. Aquecimento ativo também é essencial. O uso de drogas inotrópicas é, muitas vezes, necessário, mas a experiência tem mostrado que doadores que requerem inotrópicos em doses elevadas por tempo prolongado apresentam, com frequência, falência do enxerto após o transplante.

A decisão de usar o doador é baseada em parte na viabilidade de se manter um tempo de isquemia, incluindo a cardiectomia, transporte e implante, inferior a 180 minutos.

### Indicações para transplante cardíaco

O transplante cardíaco é indicado quando a previsão de sobrevida e de qualidade de vida, após o transplante, é superior ao quadro da história natural da doença ou às outras formas de tratamento. O número limitado de doações e o alto custo do procedimento exigem que haja uma certa racionalidade e prioridades na indicação de transplante cardíaco. São indicações para transplante:

1) Pacientes com qualquer tipo de cardiomiopatia: dilatada, hipertrófica ou restritiva, que se encontrem: a) em choque cardiogênico necessitando de suporte mecânico, ventilatório ou circulatório; b) em insuficiência cardíaca refratária necessitando de drogas inotrópicas; c) em insuficiência cardíaca classe funcional III ou IV da NYHA, a despeito de tratamento clínico otimizado, com mau prognóstico para os próximos 12 meses, caracterizado

por um consumo máximo de oxigênio (VO2) < 10 ml/kg/min e baixo sódio sérico (- 130 mg);

2) Pacientes com angina do peito, refratária a tratamento clínico otimizado, sem artérias viáveis para revascularização;

3) Pacientes com arritmias ventriculares graves intratáveis por meio de drogas ou inserção de cardiodesfibrilador automático;

4) Tumores cardíacos irressecáveis e com baixa probabilidade de metástases;

5) Cardiopatias congênitas complexas não susceptíveis de reparo ou paliação por técnicas convencionais.

### Contraindicação para transplante cardíaco

Algumas condições médicas, psicológicas e sociais são contraindicações absolutas ou relativas para realização de um transplante cardíaco, incluindo-se:

1) Falta de condições econômicas e sociais;
2) Desordens psíquicas ou evidência de que não vai haver aderência ao tratamento pós-operatório;
3) Abuso de drogas (tabagismo, álcool, drogas controladas);
4) Hipertensão pulmonar (> 6 unidades Wood ou pressão em artéria pulmonar > 70 mmHg que não respondem a vasodilatadores);
5) Infecção ativa (HIV positivo);
6) Doença hepática, renal ou pulmonar irreversíveis;
7) Infarto pulmonar recente;
8) Idade superior a 65 anos;
9) Diabetes melitus com alterações vasculares irreversíveis;
10) Doença cerebrovascular ou vascular periférica;
11) Doenças gastrointestinais (hepatite ativa, diverticulite recente, úlcera péptica);
12) Obesidade;
13) Doença maligna;
14) Osteoporose.

## TÉCNICA CIRÚRGICA

Cardiectomia do doador – A cardiectomia do doador segue as seguintes etapas: 1) Secção da veia cava inferior na sua junção com o átrio direito; 2) Secção da veia pulmonar superior direita para descompressão do coração; 3) Clampeamento da aorta e infusão de solução cardioplégica; 4) O coração é retraído para cima, seccionando-se as veias pulmonares e a artéria pulmonar esquerda; 5) Secção da aorta, veia cava superior e artéria pulmonar direita junto à reflexão pericárdica. O coração é retirado do corpo, a aorta e a artéria pulmonar são separadas, e o órgão é colocado num saco plástico com solução salina gelada para o transporte.

Preparação do receptor – É necessária uma perfeita sincronização entre o início da operação no receptor e a hora estimada de chegada do enxerto para que o tempo de isquemia não seja desnecessariamente prolongado. Isso é importante especialmente nos casos de reoperação. A esternotomia mediana e a instalação da CEC seguem a técnica clássica, mas é necessário que a canulação da aorta seja feita o mais alto possível. As cânulas venosas são colocadas nas veias cavas inferior e superior.

As técnicas mais utilizadas de implante do enxerto são a técnica clássica de transplante ortotópico e a técnica bicaval. Essa última tem a vantagem de diminuir o tamanho dos átrios reduzindo a incidência de arritmias e de insuficiência tricúspide e resultando em melhor função hemodinâmica.

Transplante ortotópico clássico – Nessa técnica, os átrios do receptor e do doador são retidos. No coração do doador é feita uma incisão no átrio direito, paralela ao sulco atrioventricular, e outra, no átrio esquerdo, unindo as veias pulmonares.

O implante segue as seguintes etapas: 1) anastomose do átrio esquerdo do doador com o do receptor; 2) anastomose da margem posterior da atriotomia direita com o septo interatrial do receptor, estabelecendo uma segunda sutura nessa região; 3) anastomose do átrio direito do doador com o átrio direito do receptor; 4) anastomose terminoterminal da artéria pulmonar e aorta após seus comprimentos terem sido ajustados.

Técnica bicaval – Na técnica bicaval, ambas as veias cavas do receptor são divididas, a aorta e artéria pulmonar são seccionadas, e o átrio esquerdo é preparado, deixando-se apenas sua parede posterior com os 4 orifícios das veias pulmonares. O implante do enxerto segue as seguintes etapas: 1) anastomose dos átrios esquerdos do receptor e do doador; 2) anastomose terminoterminal da veia cava inferior; 3) anastomose terminoterminal da veia cava superior; 4) anastomose terminoterminal da artéria pulmonar e da aorta.

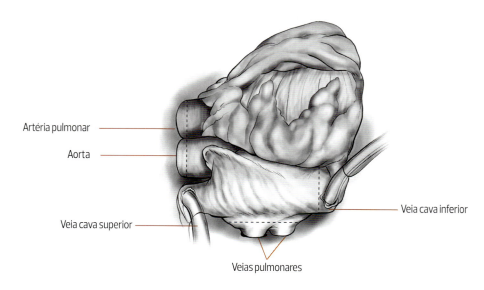

**Figura 80:** Transplante cardíaco pela técnica bicaval. Linhas pontilhadas mostram as incisões utilizadas para a cardiectomia

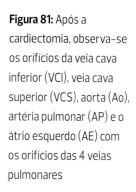
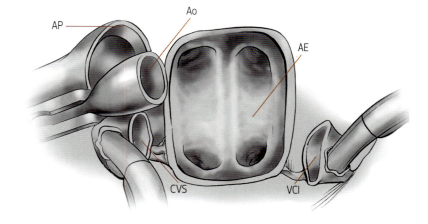

**Figura 81:** Após a cardiectomia, observa-se os orifícios da veia cava inferior (VCI), veia cava superior (VCS), aorta (Ao), artéria pulmonar (AP) e o átrio esquerdo (AE) com os orifícios das 4 veias pulmonares

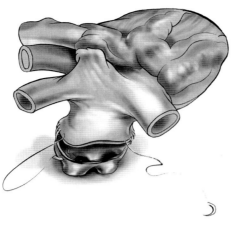

**Figura 82:** Anastomose do átrio esquerdo do coração do doador com o átrio esquerdo do receptor

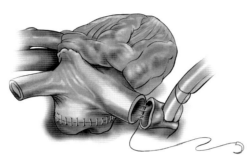

**Figura 83:** Anastomose dos orifícios das veias cavas inferiores do receptor e do doador

Antes de se completarem as anastomoses da artéria pulmonar e da aorta, os cadarços das veias cavas são liberados, permitindo-se que o sangue penetre no coração, o qual é gentilmente massageado para expulsar o ar. Desclampeia-se a aorta, continuando-se a aspirar o ar residual até que o coração bata eficientemente.

Em algumas situações, especialmente em cardiopatias congênitas complexas (transposição das grandes artérias, status pós-operação de Fontan, hipoplasia do coração esquerdo) modificações nas técnicas de transplante são necessárias.

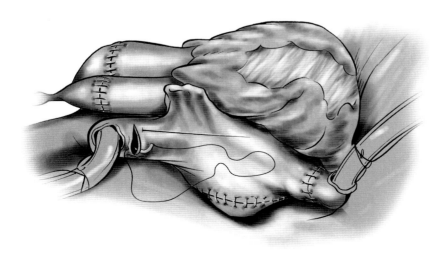

**Figura 84:** Aspecto do coração do doador já implantado observando-se as anastomoses do átrio esquerdo, veias cavas, aorta e artéria pulmonar

Pós-operatório imediato – Admitindo-se que não haja falha imediata do enxerto, o pós-operatório imediato deve ser conduzido como em qualquer cirurgia cardíaca. Entretanto, como decorrência da denervação do coração, é comum redução na frequência cardíaca. Nessa situação, isoproterenol é a droga de escolha. Disfunção aguda e falência do ventrículo direito são vistas ocasionalmente e decorrem de hipertensão pulmonar prévia ou vasoconstricção pulmonar reativa à CEC ou à infusão de protamina. Essa condição deve ser tratada agressivamente, e a droga de escolha é prostaglandina E1. Suporte circulatório mecânico para o ventrículo direito pode ser necessário.

Além da falha do enxerto, outras complicações que podem levar ao óbito no pós-operatório imediato incluem infecção e falência múltipla de órgãos.

Evolução – A evolução dos pacientes submetidos a transplante de coração depende de vários fatores, mas sobretudo do binômio Rejeição – Infecção.

O implante de um coração provoca sempre uma profunda resposta imunológica no receptor. A rejeição, caracterizada por infiltração celular no miocárdio, pode ser aguda ou crônica, e é um processo que pode ser suprimido, modificado ou melhorado por drogas imunossupressoras. As drogas imunossupressoras mais utilizadas incluem corticosteróides, ciclosporina A, azatioprina, micofenolato de mofetil, tracolimos e rapamicina. Existem diversos esquemas de imunossupressão, e o mais comum utiliza a associação de 3 drogas. A imunossupressão é iniciada ainda na sala de operação, usando-se corticosteróides durante a esternotomia e após a interrupção da CEC.

A infecção é a complicação mais comum decorrente da imunossupressão. Infecções bacterianas e virais respondem por 80% dos episódios. Provavelmente, o aspecto mais importante é a profilaxia, e isso depende muito do nível de cuidado e de instrução do próprio paciente com relação a sua higiene pessoal.

Complicações a longo prazo, que são frequentes nos transplantados, incluem hipertensão arterial, diabetes, nefrotoxidade, neoplasias e doença vascular do enxerto (aterosclerose coronária). Por isso, além das drogas imunossupressoras, outras, tais como: aspirina, estatina, inibidores da ECA e diuréticos, fazem parte da terapeuta dos transplantados.

Resultados – Nos países desenvolvidos, a sobrevida após transplante cardíaco em 1 ano é de 79%; em 5 anos, 63%; em 10 anos, 43%; e em 15 anos 23%. Esses índices de sobrevivência sofrem uma redução em diversos países, proporcional ao nível socioeconômico da população transplantada.

## TRANSPLANTE CARDÍACO HETEROTÓPICO E CARDIOPULMONAR

A técnica do transplante cardíaco heterotópico consiste em se utilizar o coração do doador como suporte circulatório. Isso é obtido anastomosando-se os átrios esquerdos e as aortas dos dois corações (doador e receptor), existindo diferentes técnicas para isso. Essa técnica é indicada em pacientes com hipertensão pulmonar severa ou em pacientes muito pesados, para os quais é difícil encontrar um doador de tamanho apropriado. A utilização dessa técnica tem sido extremamente limitada.

O transplante cardiopulmonar é indicado em pacientes com grave doença vascular pulmonar, em algumas formas de cardiopatia congênita complexa e na fibrose cística. Esse procedimento, que em algumas instituições é realizado com razoável sucesso, vem cedendo lugar ao transplante único ou duplo de pulmão.

## SUPORTE CICULATÓRIO MECÂNICO

O suporte circulatório mecânico é indicado para recuperação do coração em situações reversíveis (falência após operação cardíaca com CEC, miocardites, choque cardiogênico no infarto do miocárdio), como ponte para transplante e como terapia definitiva, chamada por alguns "terapia do destino".

O balão intra-aórtico (BIA) é o dispositivo mais utilizado na prática diária. Consiste de um cateter com um balão, introduzido por punção da artéria femural e locado na aorta descendente. Esse cateter é conectado a um aparelho que contém monitor do ritmo cardíaco e pressão arterial e um reservatório de gás pressurizado que promove a inflação e deflação do balão, sincronizado ao ritmo cardíaco. O BIA promove aumento da pressão diastólica na aorta e consequente melhora da perfusão miocárdica, melhora do débito cardíaco, diminuição da pressão capilar pulmonar e da resistência vascular periférica.

Existem vários tipos de dispositivos de assistência ventricular paracorpóreos e implantáveis. O coração é deixado em seu lugar e o sangue é retirado do átrio e bombeado para o grande vaso que sai do ventrículo assistido. A assistência pode assim ser para o ventrículo esquerdo, para o ventrículo direito ou para ambos. O ventrículo assistido é aliviado de volume e pressão.

Os dispositivos podem ter fluxo pulsátil ou contínuo por mecanismos de turbina ou bomba centrífuga. Os mais utilizados incluem Abiomed BVS 5000, o thoratec VAD, Novacor N1000PC LVAD, Thoratec TCI Heart Mate SUE LVAD, o Berlin Heart e Micromed DeBakey VAD.

Embora ainda longe de se obter uma prótese cardíaca definitiva, a experiência com o coração artificial implantável CardioWest, como ponte para transplante, resultou em 50% de sobrevida.

Capítulo 12

Alberto Nicodemus
Airton Klier Perez
Nicodemus Lopes Pereira Neto

# Dispositivos cardíacos, eletrônicos implantáveis

# INTRODUÇÃO À ESTIMULAÇÃO CARDÍACA

*Alberto Nicodemus*
*Airton Klier Perez*
*Nicodemus Lopes Pereira Neto*

Desde a primeira vez, em 1958, que se colocou um cateter por via endovenosa para estimular o coração, a área da estimulação cardíaca teve uma notável evolução. Por meio de técnicas e aparelhos cada vez mais eficientes, pode-se mimetizar artificialmente a eletrofisiologia do coração e restabelecer a capacidade laboral, melhorar a qualidade de vida e, em situações específicas, prevenir a morte de muitos pacientes.

Para melhor compreender o funcionamento básico dos aparelhos implantáveis de estimulação cardíaca artificial, este capítulo conterá inicialmente uma revisão sumária dos mecanismos eletrofisiológicos da contração cardíaca, para que se entendam melhor as indicações do implante desses notáveis dispositivos.

A função contrátil das células musculares cardíacas capacita o coração a prover a dinâmica do sangue, impulsionando-o a todos os tecidos do organismo, por meio de seu movimento rítmico de sístole e diástole. Esse constante movimento é obtido graças à corrente elétrica que percorre suas células, provocando o encurtamento das mesmas, com a consequente contração do coração e a ejeção do sangue contido em suas cavidades, para a irrigação das células do corpo.

Portanto, o perfeito entendimento da origem e da distribuição da eletricidade que percorre o coração é primordial para entender a área da estimulação cardíaca e como e quando indicar corretamente o implante do dispositivo automático de estimulação cardíaca.

## A Origem do Estímulo Elétrico no Coração

Conforme mostrado na figura 85, há um conjunto complexo e heterogêneo de células especializadas na região alta do átrio direito, denominada de nódulo sinusal, capaz de produzir impulsos elétricos, com determinada frequência, que se propagam para o restante do tecido cardíaco, provocando sua contração. Esse núcleo gerador, considerado o marca-passo cardíaco natural, é ricamente inervado por fibras do sistema nervoso simpático e parassimpático, que atuam modulando a frequência de disparos do nódulo sinusal, adaptando o coração para fazer frente às necessidades de adaptação aos estímulos ambientais, intrínsecos e extrínsecos do organismo.

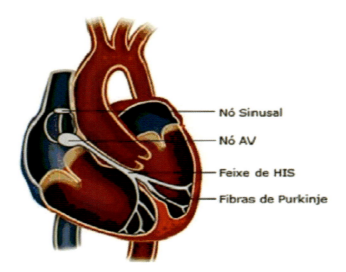

**Figura 85:** Sistema elétrico do coração

Certas drogas, doenças ou influências emocionais podem afetar o nódulo sinusal alterando sua função. Em muitos desses casos, a função elétrica pode estar prejudicada em sua função geradora ou distribuidora ocasionando uma disfunção sinusal. Quando esse distúrbio elétrico é definitivo e em grau suficiente para prejudicar a função cardíaca no atendimento às demandas do organismo, tornando o indivíduo limitado em suas atividades, o implante de um marca-passo cardíaco poderá estar indicado.

### A Distribuição do Estímulo Elétrico no Coração

O estímulo elétrico gerado pelo nódulo sinusal percorre todo o tecido cardíaco, célula a célula e por meio de estruturas especializadas na condução da eletricidade. Naturalmente, o estímulo primeiro percorre os átrios e depois atinge os ventrículos, com um pequeno retardo de tempo, para fazer frente à fisiologia da contração cardíaca necessária ao enchimento e esvaziamento assincrônico das cavidades atriais e ventriculares. Enquanto os átrios se contraem (sístole atrial), os ventrículos permanecem relaxados (diástole ventricular) para permitir a abertura das válvulas atrioventriculares (mitral e tricúspide) e o consequente enchimento dos ventrículos. Na fase seguinte, enquanto os ventrículos se contraem (sístole ventricular), os átrios se relaxam (diástole atrial), permitindo o fechamento das válvulas atrioventriculares e a abertura das válvulas aórtica e pulmonar, e o sangue contido nos ventrículos é ejetado para toda a circulação (Figura 86).

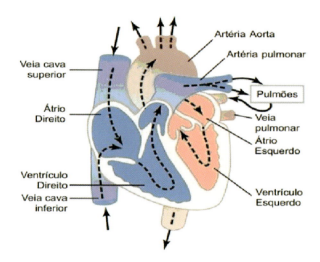

**Figura 86:** Movimento de distribuição do sangue entre as cavidades atriais, ventriculares e vasos sanguíneos

Todo esse movimento contrátil assincrônico entre as cavidades atriais e ventriculares somente é possível graças às propriedades de condução do impulso elétrico entre os átrios e os ventrículos, efetuada por meio de um conjunto especializado de células na junção dessas cavidades, denominada de nódulo atrioventricular (figura 85). Após o estímulo elétrico ter despolarizado os átrios, ele é conduzido aos ventrículos através desse nódulo, com velocidade decrementada, o suficiente para que os ventrículos permaneçam descontraídos, enquanto os átrios em sístole ejetam o sangue aos ventrículos. Após esse retardo na condução, a corrente elétrica chega aos ventrículos e se distribuem a todas as partes rapidamente, provocando a sístole ventricular.

Portanto, drogas, disfunções autonômicas ou doenças que afetem as propriedades elétricas do nódulo atrioventricular, causam bloqueios parciais ou totais a esse nível, podendo provocar diminuição importante da frequência cardíaca (bradicardia) ou ausência da contração ventricular (assistolia). Quando esses distúrbios, caracterizados como disfunções nodais, forem de grau importante, porém de causas reversíveis, o uso de marca-passo cardíaco artificial provisório estará indicado, até que o agente causador seja eliminado. Por outro lado, quando a causa for permanente, o implante de dispositivo definitivo estará indicado.

Abaixo da junção do complexo elétrico do nódulo atrioventricular, a estrutura especializada de condução forma o feixe de His, que se divide em dois ramos principais, o ramo direito e o ramo esquerdo. Bloqueios elétricos em um desses ramos podem ocorrer e alterar a direção da despolarização elétrica dos ventrículos, provocando dessincronização da contração entre o ventrículo direito e o esquerdo. Em determinados casos, essa alteração no tempo de contração interventricular pode acarretar a diminuição da capacidade de ejeção ventricular, provocando ou agravando um quadro de insuficiência cardíaca. Em casos bem específicos, o uso de marca-passo cardíaco artificial ressincronizador pode estar indicado, conforme se verá no decorrer do capítulo.

Os distúrbios que provocam diminuição ou anulação da geração ou da condução dos estímulos elétricos levam à diminuição da frequência dos batimentos cardíacos (bradicardia) ou à cessação dos mesmos (assistolia), como descrito acima. Por outro lado, da mesma forma que drogas, doenças ou influências autonômicas, podem provocar aceleração do coração, além dos limites da normalidade (taquicardias). Para muitas formas permanentes de taquicardias existem tratamentos específicos, que podem ser paliativos com drogas antiarrítmicas ou curativos, por meio de eliminação dos circuitos arrítmicos, usando-se a ablação por cateter ou, em casos muito específicos, a cirurgia. No entanto, algumas formas de taquicardias originadas nos ventrículos podem ser graves e fatais, ocasionando morte súbita. Nestes casos, os pacientes que estão sujeitos a essas arritmias precisam ser identificados para serem tratados com o implante de dispositivos cardíacos implantáveis – DCI, que reconhecerá a arritmia e aplicará automaticamente a terapia adequada a cada caso, que poderá ser a estimulação elétrica rápida ou o choque de desfibrilação.

## MARCA-PASSOS

Há muitos anos se sabe que o coração, mesmo isolado, contrai-se efetivamente ao receber estímulo elétrico. Em 28 de agosto de 1952, Paul M. Zoll, de Boston relatou o emprego de corrente alternada através de dois eletrodos fixados na parede torácica, para estimular o coração. Apesar de ter obtido apenas uma resposta fugaz à estimulação, Zoll repetiu a tentativa em outro paciente com bloqueio total e assistolia. Essa forma primitiva de estimulação elétrica do coração provocava contração da musculatura esquelética e queimadura da pele, sendo rapidamente abandonada. Entretanto, a publicação dos trabalhos desse estudioso chamou a atenção de toda a comunidade científica, que passou a desenvolver esforços no sentido de aprimorar a estimulação cardíaca artificial, o que vem acontecendo até os dias de hoje. A síndrome de Stokes-Adams, citada por Zoll em suas publicações, antes considerada entidade sem tratamento e cuja sobrevivência independia de ação farmacológica, está desde então associada à estimulação cardíaca artificial como forma de tratamento eficaz e de primeira escolha.

Com o desenvolvimento da cirurgia cardíaca e a necessidade de tratar os casos de bloqueio A-V total consequente à cirurgia e a síndrome de Stokes-Adams, Lillehei e um engenheiro, chamado Earl Bakken (o qual mais tarde fundaria a Medtronic Inc), desenvolveram pequenos marca-passos portáteis e criaram a técnica de estimulação através de eletrodos colocados no miocárdio ventricular. O primeiro marca-passo totalmente implantado foi usado por Elmquist e Senning, na Suécia, em 1958, que durou apenas três horas, sendo então necessário o implante de outro aparelho. O paciente sobreviveu ate 2001, após ter usado 22 geradores de marca-passo.

Ainda em 1958, Seymour Furman desenvolveu o marca-passo endocárdico e estimulou pela primeira vez o coração humano com essa técnica.

Atualmente, na maioria dos centros médicos, o implante de marca-passos, cardioversores e ressincronizadores é feito por cardiologistas especializados. Por isso, nesse *Manual de Cirurgia Cardíaca*, apenas informações básicas serão discutidas.

O objetivo básico inicial da estimulação cardíaca artificial foi o de tratar os sintomas e reduzir a mortalidade em pacientes com síncopes e bloqueio atrioventricular total ou do terceiro grau -BAVT (Figura 87), denominada de Síndrome de Stokes-Adams

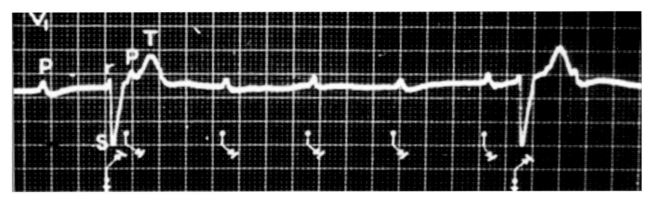

**Figura 87:** Observam-se as ondas P bloqueadas e QRS largo, frequência 30 bpm, caracterizando bloqueio atrioventricular total (BAVT)

As primeiras gerações de marca-passos não eram sincronizadas com a fisiologia eletromecânica cardíaca – assincrônicos –, estimulavam exclusivamente o ventrículo – unicamerais – e o objetivo era apenas tratar os sintomas decorrentes da assistolia. Com o avanço tecnológico, surgiram os marca-passos sincrônicos ou de demanda, incluindo a utilização dos microcircuitos integrados, da função de programação e autoprogramação, da telemetria, do Holter, das baterias de lítio de grande durabilidade, proporcionando duração variável, de 8 a 12 anos, do fechamento hermético e, mais recentemente, dos sensores biológicos que permitem a modulação da frequência cardíaca. Também houve uma grande evolução nos cabos-eletrodos, que passaram a ter menor calibre e maior flexibilidade permitindo eficiente implantação por via venosa, tanto para estimulação dos átrios como dos ventrículos.

# CONCEITOS BÁSICOS DA ESTIMULAÇÃO CARDÍACA

Os marca-passos convencionais são sistemas que monitoram o ritmo cardíaco e estimulam o coração sempre que a frequência cardíaca intrínseca seja menor do que a frequência mínima programada no aparelho implantado. Para compreender o funcionamento dos marca-passos (MP), é importante conhecer os requisitos mínimos de seu funcionamento e estrutura, que estão descritos no Quadro 1.

Existem diversos modos de estimulação cardíaca artificial e grande variedade de aparelhos e probabilidades de programação. Assim, a escolha deve obedecer não apenas aos princípios fisiológicos, mas à individualidade do paciente e aos recursos disponíveis no serviço.

A estimulação elétrica pode ser feita no átrio direito ou no ventrículo direito isoladamente ou em ambos, assim como o marca-passo pode detectar eventos cardíacos intrínsecos e ser inibido, da mesma forma que pode ter um sensor incorporado ao circuito, possibilitando modulação da frequência cardíaca. O marca-passo pode ser unicameral, estimulando apenas uma câmara, comumente o ventrículo direito, bicameral ou dupla câmara (A + V) e tricameral ou multisitio, quando estimula átrio direito, ventrículo direito e ventrículo esquerdo.

Para informar de maneira simples e concisa essas funções do marcapasso, foi elaborado em conjunto pela North American Society Of Pacing and Electrophysiology e pela British Pacing and Electrophysiology Group – NASPE/BPEG uma codificação por letras (5 letras), que define qual das câmaras seriam aplicados os estimulos, em qual das câmara seriam "sentidos" os eventos cardíacos intrínsecos e como esses eventos influenciariam no funcionamento do marcapasso (Quadro 2).

Quadro 1 – Conceitos básicos da estimulação cardíaca

| | |
|---|---|
| **1. Limiar de estimulação** | designa-se como limiar de estimulação a quantidade mínima de energia capaz de despolarizar o miocárdio. Os estímulos usados nos marca-passos, em forma de ondas, apresentam amplitude, medida em volts (v) e largura de pulso, medida em milissegundos (ms) |
| **2. Estrutura** – são compostos basicamente por: | a. Fonte de energia (gerador) – os geradores atuais usam bateria de lítio e possuem longa vida útil; seu tempo de duração está relacionado ao seu uso (demanda, estimulação permanente, multiprogramação etc.) e sua logevidade pode ser calculada e avaliada periodicamente; <br> b. Circuito eletrônico – é responsável por suas funções e apresentam vários módulos: Telemetria, que permite a troca de informações entre o marcapsso e o operador, por meio do programador; Programação – que possibilita programar e reprogramar o marcapasso; Oscilador – que controla o tempo; Saída – que responde pela produção dos pulsos aplicados; Proteção – que garante as frequências máximas e mínimas de estimulação em caso de pane do sistema. <br> c. Eletrodo – cabo de interface entre o gerador e o coração, levando os estímulos gerados até o coração e trazendo deste os potenciais elétricos cardíacos até o marcapasso. |

**3. Tipos** – atualmente, há um número muito diverso de marca-passos e pode-se classificá-los na dependência de vários parâmetros:

a. Quanto à temporização do uso:
   Temporário – tratamento de bradicardia ou assistolia de causas reversíveis;
   Definitivo – tratamento de bradicardia ou assistolia de causas não reversíveis e para tratar casos específicos de insuficiência cardíaca - recronizadores.
b. Quanto à polaridade:
   Unipolares – somente um dos polos (geralmente o negativo) está em contato com o miocárdio;
   Bipolares – os dois polos estão em contato com o miocárdio.
c. Quando ao local de estimulação:
   Unicameral – estimulação atrial ou ventricular isoladamente;
   Multicameral – estimulação em duas ou mais câmaras (biatrial, atrioventricular, biventricular, bifocal e tricameral).
d. Quanto ao local de implante:
   Endocárdico – eletrodos implantados no endocárdio via transvenosa;
   Epicárdico – eletrodos implantados no epicárdio por toracotomia.
e. Quanto à resposta de frequência:
   Biossensores que permitem o ajuste automático e contínuo da frequência de estímulos, de acordo com as necessidades do paciente.
f. Quanto à programação:
   Não programável – parâmetros fixos;
   Programável – capacidade de programar dois a mais parâmetros, sendo os mais comuns a frequência de estimulação, a duração do pulso, a voltagem e a sensibilidade da onda R.

## Quadro 2 – Nomenclatura de codificação para os marca-passos

| Posição | I | II | III | IV | V |
|---|---|---|---|---|---|
| Categoria | Câmara estimulada | Câmara de detecção | Resposta a eventos | Modulação de frequência | Estimulação multisítio |
| Designações | O (nenhuma)<br>A (átrio)<br>V (ventrículo)<br>D (dupla: átrio e ventrículo) | O<br>A<br>V<br>D | O<br>T (deflagrado)<br>I (inibido)<br>D (estimulado e sentido) | O (nenhuma)<br>R (resposta) | O (nenhuma)<br>A (átrio)<br>V (ventrículo)<br>D (A + V) |

NASPE/BPEG Generic Code for Antibradycardia, Adaptive-Rate, and Multisite Pacing Journal Of Pacing and Clinical Electrophysiology, Volume 25, No. 2, February 2002

A 1ª letra designa a câmara estimulada, a 2ª letra a câmara sentida, a 3ª seria a resposta aos eventos, a 4ª seria a resposta de frequência, e a 5ª a função de estimulação multisítio

Portanto, o marca-passo que esteja programado no modo VVI, significa que a estimulação é unicameral e ventricular (1ª letra), que está sentindo o ventrículo (2ª letra), e que está sendo inibido (3ª letra) por quaisquer evento que ocorra no ventrículo, como, por exemplo, uma extrassístole. O modo VVIR, muito utilizado, incorpora o sensor de resposta de frequência, o R da 4ª letra. O modo AAIR significa estimulação atrial, sensibilidade atrial, inibição por eventos atriais e sensor de frequência. O modo DDDR, o mais frequentemente utilizado, significa estimulação atrial e ventricular, sensibilidade em A e V, inibição por eventos A e V, com sensor de frequência incorporado. Nesses casos, quando o paciente realiza algum exercício, a frequência cardíaca se eleva modulada pelo sensor incorporado no circuito do marca-passo.

## INDICAÇÕES PARA O IMPLANTE DE MARCA-PASSO

Com a crescente evolução tecnológica dos marcapassos, inúmeras possibilidades de programação foram sendo adicionadas, tornando-os cada vez mais especializados para cada tipo de distúrbio elétrico do coração, fazendo com que a lista de indicações aumentasse muito. Naturalmente, foge do escopo deste livro descrever em detalhes todas as suas especificações. No entanto, nos Quadros 3, 4a, 4b estão descritas as principais indicações.

A indicação temporária de implante de MP nos casos de bradicardia pode ser consequência de uma série de causas reversíveis e pode necessitar de intervenção por meio de estimulação cardíaca artificial temporária. A estimulação temporária é geralmente um procedimento de emergência, diante da característica aguda de determinadas doenças cardíacas. Pode também ser empregada eletivamente, tanto em pacientes clínicos quanto cirúrgicos, para estabilização da frequência cardíaca e para evitar agravamento da condição clínica, assim como para permitir correção de débito cardíaco através da programação da frequência cardíaca. A estimulação temporária pode ser cutâneo-torácica, esofágica, epicárdica e endocárdica.

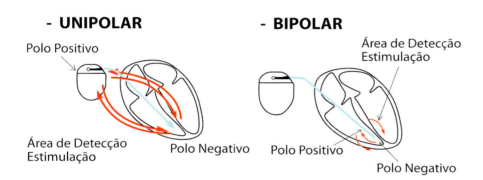

**Figura 88**: Configuração da estimulação unipolar e bipolar

Quadro 3 – Indicações de implante temporário de marca-passo

| | |
|---|---|
| **Associadas à isquemia ou ao infarto do miocárdio** | · Bloqueio atrioventricular do segundo grau – tipo II<br>· Bloqueio atrioventricular do segundo grau – tipo I, sintomático<br>· Bloqueio atrioventricular do terceiro grau (BAVT)<br>· Bloqueio do ramo esquerdo com bloqueio atrioventricular do primeiro grau<br>· Bloqueio de ramo alternante<br>· Bradicardia sinusal sintomática |
| **Indicações temporárias associadas a outras causas não isquêmicas** | · Bloqueio atrioventricular do segundo grau – tipo II, sintomático<br>· Bloqueio atrioventricular do terceiro grau (BAVT) sintomático de qualquer origem<br>· BAVT, BAV de alto grau, BAV do segundo grau ou bloqueio bifascicular pós-cirurgia cardíaca |

As indicações para implante de MP permanente contempla o grupo de causas não reversíveis. O implante do marca-passo é realizado com visualização por fluoroscopia e as vias utilizadas são as veias subclávias, por dissecção. Os eletrodos são introduzidos através de introdutores venosos, e posicionados nas câmaras cardíacas definidas na dependência de cada caso, podendo ser unicameral, bicameral, bifocal, tricameral ou trifocal.

### Quadro 4a – indicações permanentes

| Classe I | |
|---|---|
| Pacientes com sintomas de baixo débito cerebral tonturas, pré-síncopes ou síncopes – de causa não reversível com: | BAVT, BAV do 2º grau, bloqueio de ramo alternante; disfunção irreversível do NS; assistolia > 3s por MSC. |
| Pacientes com BAVT após 15 dias: | · De infarto agudo do miocárdio;<br>· De cirurgia cardíaca. |
| Pacientes com BAVT: | com arritmias ventriculares que necessitem DAA depressoras do ritmo de escape. |

### Quadro 4b – indicações permanentes

| Classe II | |
|---|---|
| Bradiarritmia sinusal associada a (o): | · Disfunção do nó sinusal com sintomas de baixo débito cerebral, não claramente relacionados com a bradicardia.<br>· Arritmias ventriculares que necessitem de drogas depressoras da função sinusal.<br>· Desencadeamento ou agravamento de insuficiência cardíaca congestiva, angina de peito ou arritmias ventriculares. |
| BAVT permanente e assintomático com: | · FC < 40 bpm na vigília e sem aceleração adequada ao exercício.<br>· Períodos documentados de assistolia > 3s na vigília.<br>· Importante intolerância ao exercício.<br>· Ritmo de escape de QRS largo. |

| | |
|---|---|
| **BAV do segundo grau permanente ou intermitente** | • Ou avançado, permanente ou intermitente, de causa não reversível, assintomático.<br>• BAV 2o do tipo I ou 2:1, permanente ou intermitente, de causa não reversível, assintomático, intra ou infra-hisiano, demonstrado por estudo eletrofisiológico intracardíaco.<br>• Do tipo 2:1, com importante intolerância ao exercício.<br>• Do tipo II ou avançado, persistente após 15 dias de cirurgia cardíaca ou de infarto agudo do miocárdio.<br>• Associado a arritmias ventriculares que necessitem DAA depressoras da condução A-V.<br>• Flutter ou fibrilação atriais, de causa não reversível, com freqüência ventricular média menor que 40 bpm na vigília, assintomático. |
| **BAV do primeiro grau:** | • De causa não reversível, com episódios sincopais recorrentes, de localização intra ou infra-hisiana<br>• Com Intervalo H-V igual ou superior a 70 ms ou bloqueio em pacientes com síncopes ou pré-síncopes recorrentes.<br>• Bloqueio bi ou trifascicular, com episódios sincopais recorrentes, nos quais não se consegue comprovar a existência de BAVT paroxístico.<br>• Bloqueio de ramo alternante assintomático.<br>• intervalo H-V igual ou superior a 70 ms, ou presença de bloqueio A-V paroxístico de 2° ou 3° grau, induzido por estimulação atrial ou testes farmacológicos, de localização intra ou infra-hisiana.<br>• Pacientes com síncopes ou pré-síncopes repetidas, sem ocorrências provocadoras evidentes e com resposta cardioinibidora superior a três segundos. |

## TÉCNICA CIRÚRGICA

A cirurgia para implante de marca-passo é realizada em sala de hemodinâmica ou em bloco cirúrgico que disponha de intensificador de imagem.

A sedação pode ser utilizada com o paciente em decúbito dorsal, e após infiltração local com xilocaína, é feita uma incisão de 3 a 5 cm no sulco delto-peitoral esquerdo ou direito. As veias mais utilizadas são a cefálica, por dissecção ou a veia subclávia, por punção. A veia jugular externa só é utilizada como último recurso.

Pela veia são introduzidos o(s) eletrodo(s), posicionados, com visão direta através da fluoroscopia, na auriculeta direita, mais comumente e/ou na ponta ou septo de ventrículo direito.

A seguir, o(s) eletrodo(s) é (são) fixado(s) ao tecido muscular e conectado(s) ao gerador de pulsos, que é colocado em uma loja confeccionada por dissecção entre o tecido adiposo e o músculo peitoral, mais comumente, ou então, em posição submuscular.

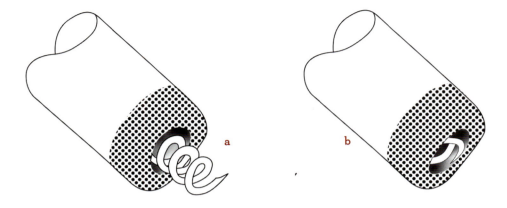

**Figura 89:** Mecanismo de fixação ativa: a. "Screw in" exposto; b. "Screw in" retraído.

## COMPLICAÇÕES

O implante de MP é um procedimento simples e seguro, com poucas complicações. Quando ocorrem, as mais frequentes são: arritmias, assistolia, pneumotórax, hemopneumotórax, hematoma na bolsa do gerador, deiscência e/ou infecção na loja do gerador, extrusão do gerador, perfuração do coração com ou sem tamponamento, hemopericárdio, lesão de plexo braquial, estimulação muscular ou nervosa, atrito pericárdico, deslocamento do eletrodo, dor crônica na região do implante, fratura do eletrodo e, raramente, morte do paciente.

## INTERFERÊNCIAS EXTERNAS

Interferências externas podem ocorrer e alterar o funcionamento do marca-passo, porém há muita confusão e mitos sobre isso, o que deixa os pacientes inseguros. Com o objetivo de simplificar didaticamente o assunto, pode-se considerar o tema dividindo-o em quatro categorias de risco, que estão listados no quadro 5 (a seguir).

## Quadro 5 – interferências externas

| | |
|---|---|
| **Grande risco:** | · Choques elétricos – deve-se evitar receber uma corrente elétrica (110 – 220 V), mantendo todo o sistema elétrico dos ambientes onde se vive ou se trabalha com instalações adequadas, incluindo um bom aterramento;<br>· Transformadores e linhas de força de alta tensão – deve-se permanecer afastado desses locais por uma distancia mínima de 4 metros;<br>· Usina de geração de energia elétrica;<br>· Solda elétrica – não se deve usar equipamento que use corrente acima de 300A;<br>· Motores elétricos de grande porte;<br>· Área de montagem de tubos de TV;<br>· Transmissores de rádio-frequência AM, FM e TV de empresas de telecomunicação;<br>· Cabines de avião – as mesmas contêm múltiplos dispositivos de radiocomunicação;<br>· Furadeiras e lixadeiras de industriais de madeira;<br>· Ressonância magnética;<br>· Neuroestimulaçao elétrica e eletromiografia;<br>· Eletroacumpultura;<br>· Colchão magnético;<br>· Diatermia – tratamento com ondas-curtas, microondas etc. em regiões próximas do gerador do MP. |
| **Médio risco:** | · Eletrocautério unipolar – deve-se evitar seu uso, mas se for necessário programá-lo para o modo bipolar;<br>· Cardioversao e desfibrilaçao – as pás devem ser usadas perpendicularmente ao eixo do sistema do MP e deixar o aparelho em modo assincrônico;<br>· Liptotripsia – as ondas não podem ser aplicadas na região do implante do gerador;<br>· Detector de metais – deve-se evitar passar por equipamentos de segurança. Não deixar que se passe o detector manual na área do gerador do MP. |
| **Pequeno risco:** | Diversos eletrodomésticos: TV, controle remoto, rádios, tostadeiras elétricas, cobertores elétricos, torneira elétrica, barbeador elétrico, cortador de grama. Esses aparelhos e equipamentos só causam interferências se usados encostados na região do gerador do MP e, quando acontecem, são geralmente reversíveis e sem importância clinica. Os micro-ondas modernos são hermeticamente isolados, porém aconselha-se apenas por precaução que o portador de MP se mantenha dois metros afastados dos mesmos, enquanto ligados. |

| | |
|---|---|
| **Sem risco:** | · Esteiras e bicicletas ergométricas – não existe interferência elétrica no MP, porém o esforço deve estar limitado à programação da frequência máxima do mesmo;<br>· Escada rolante, elevador, portão automático, rádios de frequência privada;<br>· Transportes coletivos e automóveis;<br>· Pratica de esportes – deve-se evitar realizar trabalho contínuo e intenso em musculatura próxima da área do gerador do MP;<br>· Parque de diversões;<br>· Trabalho em eletricidade com redes de baixa voltagem – porém deve-se certificar que o aterramento é adequado e usar luvas e botas de borracha;<br>· Solda elétrica de baixa amperagem – abaixo de 300 A<br>· Digitação em computador – cuidado apenas para não deixar o monitor muito perto do gerador do MP;<br>· Equipamentos dentários – em caso de usar equipamento de diatermia deixá-lo afastamento mínimo de 35 cm;<br>· Procedimentos diagnósticos – raios X, tomografia, Holter, ecografia, eletroencefalograma, cinecoronariografia, medicina nuclear, mamografia, teste de esforço;<br>· Acupuntura. |

# CARDIOVERSORES-DESFIBRILADORES AUTOMÁTICOS IMPLANTÁVEIS (CDI)

A desfibrilação é a aplicação de uma corrente elétrica, através de um desfibrilador, equipamento eletrônico cuja função é reverter um quadro de fibrilação atrial ou ventricular, sem sincronização com o ritmo cardíaco intrínseco do paciente.

A reversão ou cardioversão se dá mediante a aplicação de descargas elétricas no paciente, graduadas de acordo com a necessidade, porém sincronizadas com o ritmo cardíaco intrínseco do paciente.

Os choques elétricos, em geral, são aplicados diretamente ou por meio de eletrodos (placas metálicas, ou apliques condutivos que variam de tamanho e área conforme a necessidade) colocados na parede torácica.

Na década de 1970, Michel Mirowsky desenvolveu os estudos iniciais sobre o cardiodesfibrilador automático, cujo primeiro implante foi realizado em 1980.

A técnica de implante era epicárdica, através de toracotomia e anestesia geral, O gerador era posicionado na parede abdominal, devido ao grande volume, e às placas ou eletrodos epicárdicos suturados na parede do ventrículo esquerdo. A partir de 1993, a técnica endocárdica tornou-se viável graças à evolução tecnológica dos eletrodos e à redução no tamanho dos geradores. A técnica endocárdica é semelhante à do marca-passo definitivo.

O CDI pode ser de câmara única ou dupla, com o eletrodo atrial posicionado na auriculeta direita ou na parede lateral do átrio, enquanto o ventricular, comumente de "duplo coil ", que corresponde às duas " molas" de choque, é encravado na ponta do ventrículo direito, e a outra mola fica alojada na veia cava superior direita. O aparelho também funciona como marca-passo, estimulando o coração quando necessário, como nos casos de bloqueio atrioventricular ou bradicardia.

Dotado de tecnologia de ponta, o CDI possui algoritmos que diferenciam a taquicardia supraventricular (TPSV) da taquicardia ventricular (TV), evitando choques inapropriados. Quando reconhece uma TV ou fibrilação ventricular (FV), o capacitor é carregado em poucos segundos, ao mesmo tempo em que confirma o diagnóstico de arritmia ventricular, e em 5 a 8 segundos libera o choque interno com a energia programada. Na maioria das vezes, o choque é eficaz. Quando não reverte a ritmo sinusal, o CDI recomeça todo o processo de confirmação diagnóstica e libera outro choque.

A prevenção primária de morte súbita é baseada na ausência de eventos arrítmicos, como taquicardia ventricular, fibrilação ventricular e síncope. A prevenção secundária ocorre quando já aconteceu algum evento arritmogênico.

A mortalidade em pacientes com grave disfunção sistólica de VE é muito elevada, e cerca de 50% se deve à morte súbita cardíaca (MSC), dos quais 95%, por arritmia ventricular.

Levando esse quadro em consideração, o CDI tem sido empregado nesses pacientes a fim de testar sua eficácia na prevenção primária de morte súbita.

Atualmente, a eficácia do CDI na redução da mortalidade arrítmica está cientificamente comprovada, tanto na prevenção primária, quanto na secundária.

As complicações do implante de CDI são praticamente as mesmas observadas na cirurgia de implante de marca-passo definitivo, incluindo as descargas inapropriadas do CDI, ocasionadas por detecção de ruído no circuito ou sinais elétricos espúrios.

## RESSINCRONIZADORES

O número de pacientes com insuficiência cardíaca (IC) tem aumentado exponencialmente e a cada ano milhares de novos casos são diagnosticados elevando muito o custo financeiro da assistência médica.

Até recentemente, as alternativas terapêuticas para essa população específica de pacientes incluíam o transplante cardíaco, a revascularização miocárdica e o tratamento medicamentoso. Desde que o número de doadores é limitado e a revascularização, nesses casos, está associada à mortalidade e morbidade elevadas, resta o tratamento medicamentoso como única opção para pacientes com insuficiência cardíaca terminal. Entretanto, a terapia com fármacos não é totalmente satisfatória, no que se refere a benefício clínico e prognóstico a longo prazo. Outras formas de tratamento vêm sendo desenvolvidas. A terapia de ressincronização cardíaca (TRC), realizada por meio de estimulação cardíaca específica, tem sido utilizada em pacientes com insuficiência cardíaca e distúrbio de condução intraventricular.

Desde seu advento, inicialmente para tratar as bradicardias, a estimulação cardíaca incorporou novas tecnologias e avançou no tratamento dos distúrbios elétricos do coração, procurando simular seus mecanismos fisiológicos de contração, melhorando sua eficiência em repouso e durante atividades que demandassem mais gasto energético.

Assim, a partir dos anos 1980 as pesquisas sobre a estimulação elétrica do coração por meio de estimulação artificial começaram a investir na estratégia de melhorar a hemodinâmica cardíaca, por constatar que técnicas especiais de estimulação se associavam a uma melhoria dos sintomas, da qualidade de vida, da mortalidade e, inclusive da sobrevivência de pacientes com indicação convencional de marca-passo, sem evidência de cardiopatia estrutural.

Mais recentemente, a TRC desenvolveu-se a partir da ideia de corrigir as alterações elétricas em pacientes com disfunção ventricular esquerda e insuficiência cardíaca. Essas disfunções, provocadas por bloqueios ou retardos na condução intraventricular, comum nas miocardiopatias, provocam dessincronização mecânica da contração entre os ventrículos direito e esquerdo.

Essas alterações no sincronismo ventricular são detectadas pelo alargamento do QRS no eletrocardiograma a partir de 130 ms, sendo mais relevantes com valores acima de 150 ms, seja com padrão de BRE ou BRD, e quando acompanhada por assincronia mecânica, apresenta alta correlação com a regurgitação mitral, a piora da performance sistólica, e a redução do tempo de enchimento ventricular esquerdo. Essas alterações contribuem com o agravamento do quadro de insuficiência cardíaca e, leva, inclusive, ao aumento da morbidade e mortalidade.

O desarranjo estrutural do miocárdio nos pacientes com miocardiopatia se caracteriza por perda de conexão entre as células, fibrose miocárdica e anisotropia da condução do estímulo, levando a distúrbios da condução intraventricular. Assim, é muito comum nas miocardiopatias o bloqueio AV do 1º grau, bloqueio de ramo completo em 38% dos pacientes, bloqueio do ramo esquerdo (BRE) em 29%, bloqueio do ramo direito (BRD) em 9%, e destes, 2/3 são associados a bloqueio divisional.

A ressincronização ou estimulação cardíaca multisítio se baseia na estimulação de ambos os ventrículos, praticamente ao mesmo tempo, trazendo o ventrículo esquerdo (VE) para despolarizar mais precocemente, nos casos de BRE, corrigindo o distúrbio de condução e consequentemente reduzindo a assincronia mecânica.

O marca-passo multisítio ou ressincronizador com três eletrodos, ou tricameral, é implantado de maneira convencional, em loja pré-peitoral, infraclavicular, e os eletrodos são posicionados em átrio direito, comumente na auriculeta ou septo atrial, no septo alto ou ponta de VD, como no marca-passo definitivo.

Dois grandes ensaios multicêntricos – COMPANIOM e CARE-HF – demonstraram o efeito positivo da TRC sobre a mortalidade total em pacientes com insuficiência cardíaca avançada, disfunção ventricular esquerda com dessincronização ventricular. A ressincronização por estimulação cardíaca mostrou, ainda, ser eficiente na remodelação reversa do ventrículo esquerdo e na diminuição da fibrose miocárdica ventricular.

Assim, firma-se cada vez mais o conceito que a TRC é uma estratégia importante para o tratamento dessa classe de pacientes, mesmo não havendo indicação de estimulação cardíaca convencional para bradicardia.

## INDICAÇÕES

As indicações para implante de marca-passo cardíaco multisítio (ressincronizador) seguem as diretrizes da Sociedade Brasileira de Arritmias Cardíacas (SOBRAC) e do Departamento de Estimulação Cardíaca Artificial (DECA) para dispositivos implantáveis, conforme está descrito nos quadros de 6 a 9

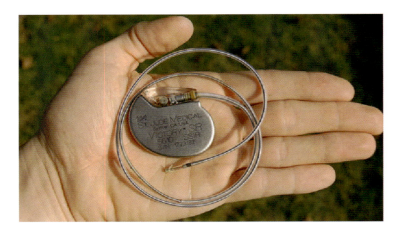

**Figura 90:** Marca-passos na atualidade, pesando 12 a 15 gramas

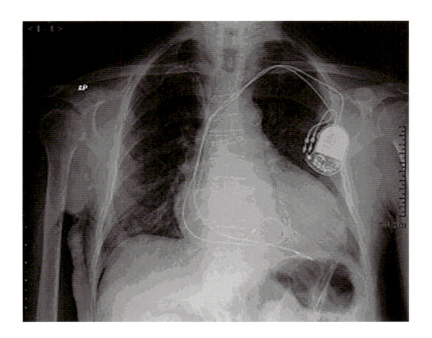

**Figura 91:** Marca-passo dupla câmara à esquerda, com eletrodo atrial na auriculeta direita e eletrodo ventricular na ponta do ventrículo direito

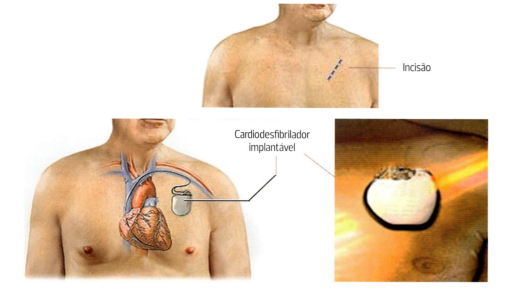

**Figura 92:**
Cardiodesfibrilador implantável

## Quadro 6 – indicações

| CLASSE I |
|---|
| Pacientes com FE ≤ 35%, ritmo sinusal, IC com CF III ou IV, apesar de tratamento farmacológico otimizado e com QRS > 150ms (NE A) |
| Pacientes com FE ≤ 35%, ritmo sinusal, IC com CF III ou IV, apesar de tratamento farmacológico otimizado, com QRS de 120 a 150ms e comprovação de dissincronismo por método de imagem (NE A). |

## Quadro 7 – indicações

| CLASSE IIa |
|---|
| Pacientes com IC em CF III ou IV, sob tratamento medicamentoso otimizado, com FE ≤ 35%, dependentes de marca-passo convencional, quando a duração do QRS for superior a 150ms ou quando houver dissincronismo documentado por método de imagem (NE B). |
| Pacientes com FE ≤ 35%, com FA permanente, IC com CF III ou IV, apesar de tratamento farmacológico otimizado e com QRS > 150ms (NE C). |
| Pacientes com FE ≤ 35%, FA permanente, IC com CF III ou IV apesar de tratamento farmacológico otimizado e com QRS de 120 a 150ms com comprovação de dissincronismo por método de imagem (NE C). |

## Quadro 8 – indicações

| **CLASSE IIb** |
|---|
| Pacientes com FE ≤ 35%, ritmo sinusal, IC com CF III ou IV apesar de tratamento farmacológico otimizado e com QRS < 120ms com comprovação de dissincronismo por método de imagem (NE C). |
| Pacientes com indicação de marca-passo quando a estimulação ventricular é imprescindível, FE ≤ 35% e IC CF III ou IV (NE C). |

## Quadro 9 – indicações

| **CLASSE IIII** |
|---|
| Pacientes com cardiomiopatia dilatada e IC sob tratamento farmacológico não otimizado ou com boa resposta terapêutica, independentemente da presença de distúrbio de condução (NE A). |

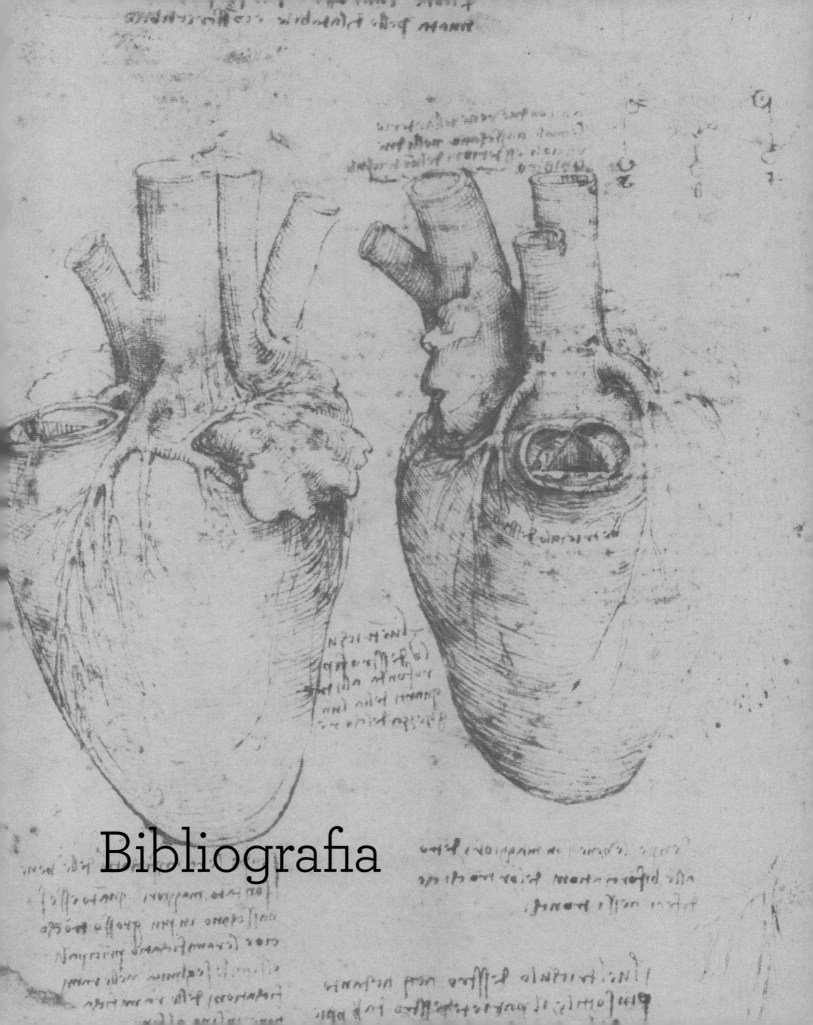

# Bibliografia

**Livros de Texto**

1) JW Kirklin & B G Barrat –Boyes Cardiac Surgery. Nicholas T. Kouchoukos, Eugene H. Blackstone, Donald B. Doxy, Frank L Hanley, Robert B. Korp. 3rd ed. Churchill Livingstone. New York, 2003.
2) Glenn's Thoracic and Cardiovascular Surgery. Arthur E. Bane, Alexander S. Geha, Fraeme L. Hammond, Hillel Laks, Keith S. Naumheim. 6th ed. Appleton & Lauge. Connectient, 1996.
3) Heart Disease. A Textbook of Cardiovascular Medicine. Eugene Braunwald, Douglas P. Zipes, Peter Libby. 6th ed W.B. Saunders Company. Philadelphia, 2001.
4) Paediatric Cardiology. Robert H. Anderson, Fergus J. Macartney, Elliot A Shinebourne, Michael Tynan. Churchill Livingstone. New York, 1987.
5) Surgical treatment of congenital heart disease. Grady L Hallman, Denton A. Cooley, Howard P. Futgesell. Lea & Febiger. Philadelphia, 1987.
6) Comprehensive surgical management of congenital heart disease. Richard Jonas. Arnold. London, 2004.
7) Cardiac Surgery. Illustrated techniques and pitfalls. Sylvain Chauvaud, Jullien Gaer, Alain Deloche, La Chaêne de L'espoir / Elsevier SAS. Paris, 2005.
8) Cardiologia Cirúrgica. Perspectiva para o ano 2000. Ivo Nesralla. Fundo Editorial BYK. São Paulo, 1994.
9) Técnicas de Cirurgia Cardiovascular. Otoni M. Gomes, Alfredo Fiorelli, Bruno B. Pinheiro. Edicor. Belo Horizonte, 2007.
10) Marcapasso de A a Z.Celso Salgado de Melo. Casa Leitura Médica, 2010.

**Livros e artigos de revisão histórica**

1) História da Cirurgia Cardíaca Brasileira. Iseu Afonso da Costa. SBCCV, 1996.
2) Breve História da Cirurgia Cardíaca. Carlos R. Moraes. Ed. do Autor, 2002.
3) Lillehei, CW. The birth of open-heart surgery: then the golden years. Cardiovasc Surg 2: 308, 1994.
4) Gott, VL. And it happened in our lifetime............ Ann Thorac Surg 55: 1057, 1993.

5) Braile DM, Godoy MF – História da cirurgia cardíaca. Arq Bras Cardiol 66: 329, 1996.

**Referências de periódicos**

1) Rhen L. Über penetirend Herzunden and Herznaht. Arch Klin Chir 55: 315,1897,
2) Forssmann W. Die Sondierung des rechten Herzens. Klin Wschr. 8: 2085, 1929.
3) Cournand AF, Ranger HS. Catheterization of the right auricle in man. Proc Soc Exp Biol Med. 46: 462, 1941.
4) Richards DH. Cardiac output by the catheterization technique in various clinical conditions. Fed Proc 4: 215,1945.
5) Gross RE, Hubbard JP. Surgical ligation of a patent ductus arteriosus. Report of first successful case. JAMA 112: 729, 1939.
6) Crafoord C, Nylin G. Congenital coarctation of the aorta and its surgical treatment. J Thorac Surg 14: 347, 1945.
7) Blalock A, Taussig HP. The surgical treatment of malformations of the heart in wich there is pulmonary stenosis or pulmonary atresia. JAMA 128: 189, 1945.
8) Glenn WWL, Patino JF. Circulatory bypass of the right heart. 1. Preliminary observations on the direct delivery of vena canal blood into the pulmonary arterial circulation – azygor vein-pulmonary arteries shunt. Yale J Biol Med 27: 147, 1954.
9) Bailey CP. The surgical treatment of mitral stenosis (mitral comissurotomy). Dis Chest 15: 377, 1949.
10) Harken DH, Ellis LB, Ware PF, Norman LR. The surgical treatment of mitral stenosis. I. Valvuloplasty. N Engl J Med 239: 801, 1948.
11) Brock RC. The surgical and pathological anatomy of the mitral valve. Brit Heart J 14: 489, 1952.
12) Brock RC. Pulmonary valvulotomy for the relief of congenital stenosis. Report of 3 cases. Brit M J 1: 1121, 1948.
13) Sellors TH. Surgery of pulmonary stenosis. Lancet 1: 988, 1948.
14) Bigelow WG, Lindsay WK, Greinwood WF. Hypothermia: its possible role in cardiac surgery. Ann Surg 132: 849, 1950.
15) Lewis FJ, Taufic M. Closure of atrial septal defects with the aid of hypothermia: experimental accomplishments and the report of one successful case. Surgery, 33: 52, 1953.
16) Lillehei CW, Cohen M, Warden HE, Varco RL. The direct vision correction of congenital anomalies by controlled cross circulation: results in thirty-two patients with ventricular septal defects, tetralogy of Fallot, and atrioventricularis communics defects. Surgery 38: 11, 1955.
17) Gibbon JH Jr. Application of a mechanical heart and lung apparatus to cardiac surgery. Minn Med 37: 171, 1954.
18) Sealy WC, Brown IW Jr, Young WG Jr. A report on the use of both extracorporeal circulation and hypothermia for open heart surgery. Ann Surg 147: 603, 1958.
19) Drew CE, Keen G, Benazon DB. Profound hypothermia. Lancet 1: 745, 1959.
20) Shumway NE, Lower RR. Topical cardiac hypothermia for extended periods of anoxic arrest. Surg Forum 10: 563, 1960.

21) Melrose DG, Dreyer B, Bentall HH, Baker JBE. Elective cardiac arrest. Preliminary communication. Lancet 2:21, 1955.
22) Gay WA Jr, Ebert PA. Functional, metabolic, and morphologic effects of potassium – induced cardioplegia. Sugery 74: 284, 1973.
23) Braimbridge MV, Chayen J, Bitensk Y L, Hearse DJ, Jynge P, Cankovic – Darracott S. Cold Cardioplegia or continuous coronary perfusion? J. Thorac Cardiovasc Surg 74: 900, 1977.
24) Rastelli GC, Kirklin JW, Titus JL. Anatomic observations on complete form of persistent common atrioventricular canal with special reference to atrioventricular valves. Mayo Clin Proc 41: 296, 1966.
25) Blalock A, Hanlon CR. The surgical treatment of complete transposition of the aorta and the pulmonary artery. Surg Gynecol Obstet 90: 1, 1950.
26) Rashkind WJ, Miller WW. Creation of an atrial septal defect without thoracotomy: a palliative approach to complete transposition of the great arteries. JAMA 196: 991, 1966.
27) Senning A. Surgical correction of transposition of the great arteries. Surgery 45: 966, 1959.
28) Mustard WT. Successful two –stage correction of transposition of the great vessels. Surgery 55: 469, 1964.
29) Jatene AD, Fontes VF, Paulista PP, de Souza LC, Negues F, Galantier M et al. Successful anatomic correction of transposition of the great versels. A preliminary report. Arq Bras Cardiol 28: 461, 1975.
30) Lecompte Y, Zannini L, Hazan E, Jarreau MM, Bex JP, Tu Tu et al. Anatomic correction of transposition of the great arteries. J Thorac Cardiovasc Surg 82: 629, 1981.
31) Yacoub MH, Radley-Smith R, Hilton CJ. Anatomical correction of complete transposition of the great arteries and ventricular septal defect in infancy. Br Med J 1: 1112, 1976.
32) Fontan F, Baudet E. Surgical repair of tricuspid atresia. Thorax 26: 240, 1971.
33) Block PC, Palacios IF. Pulmonary vascular dynamics after percutaneous mitral valvotomy. J Thorac Cardiovasc Surg 96: 39, 1988.
34) Ross DN. Replacement of aortic and mitral valves with a pulmonary autograft. Lancet 2: 956, 1967.
35) Bentall H, De Bono H. A technique for complete replacement of the ascending aorta. Thorax 23: 338, 1968.
36) Yacoub MH, Gehle P, Chandrasekaran V, Birks EJ, Child A, Radley – Smith R. Late results of a valve-preserving operation in patients with aneurysm of the ascending aorta and root. J Thorac Cardiovasc Surg 115: 1080, 1998.
37) David TE, Feindel CM. An aortic valve-sparing operations for patients with aortic incompetence and aneurysm of the ascending aorta. J Thorac Cardiovasc Surg 103: 617, 1992.
38) DeVega NG. La anuloplastia seletiva, reguable y permanente. Rev Esp Cardiol 25: 6, 1972.
39) Carpentier A, Deloche A, Hanania G, Fosman J, Sellier P, Piwinica A et al. Surgical management of acquired tricuspid valve disease. J Thorac Cardiovasc Surg 67: 53, 1974.

40) Carpentier A. Cardiac valve surgery: The "French Correction". J Thorac Cardiovasc Surg 86: 323,1983.
41) Sones FM Jr, Shirey EK. Cine coronary arteriography. Mod Conc Cardiovasc Dis 1: 735, 1962.
42) Buffolo E, Andrade JC, Succi J et al. Direct myocardial revascularization without cardiopulmonary bypass. J Thorac Cardiovasc Surg 33 – 26, 1985.
43) DeBakey ME, Cooley DA, Creech O Jr. Surgical considerations of dissecting aneurysm of the aorta. Ann Surg 142: 586, 1955.
44) Daily PO, Trueblood HW, Stinson EB, Wuerflein RD, Shumway NE. Management of acute aortic dissections. Ann Thorac Surg 10: 237, 1970.
45) Crawford ES. Thoraco- abdominal and abdominal aortic aneurysms involving renal, superior mesenteric, and celiac arteries. Ann Surg 179: 763, 1974.
46) Borst HG, Waltesbusch G, Schaps D. Extensive aortic replacement using "elephant trunk" prosthesis. Thorac Cardiovascular Surg 31: 37, 1983.
47) Buffolo E, Palma JH. Surgical treatment of type B dissection. What is new? Arch Chir Thorac Cardiovasc 19: 171,1997.
48) Fernandes F, Soufen HN, Ianni BA, Artcaja E, Ramires FAJ, Mady C. Primary neoplasms of the heart. Clinical and histological presentation of 50 cases. Arq Bras Cardiol 76: 235, 2001.
49) Moraes CR, Escobar M, Lima R, Rodrigues JV. Technical aspects in surgery for endomyocardial fibrosis: Experience with 37 patients. Texas Heart Inst J 10: 115, 1983.
50) Moraes F, Lapa C, Hazin S, Tenório E, Gomes C, Moraes CR. Surgery for endomyocardial fibrosis revisited. Eur J Cardio-thoracic Surg 15: 309, 1999.
51) Morrow AG, Brockenbrough EC. Surgical treatment of idiopathic hypertrophic subaortic stenosis: technic and hemodynamic results of subaortic ventriculomyotomy. Ann Surg 154: 181, 1961.
52) Lower RR, Shumway NE. Studies on orthotopic transplantation of the canine heart. Surg Forum 11:18, 1960.
53) Barnard C. The operation. A human cardiac transplantation: An interim report of the successful operation performed at Groote Schur Hospital Cape Town. S Afr Med J 41: 1271, 1967.
54) Dreyfus G, Tabara V, Mihileanu S, Carpentier AF. Total ortothopic heart transplantation: at the standard technique. Ann Thorac Surg 52: 1181, 1991.
55) Diretrizes Brasileiras de Dispositivos Cardíacos Implantáveis (DCEI). Arq Bras Cardiol 89 (6): e210–e237, 2007.

*Projeto Gráfico*   Luiz Arrais
*Ilustrações*   Pedro Zenival
*Fotos:*   Hans Manteuffel/Arquivo Incor-RHP
*Revisão*   Maria Helena Porto
*Impressão*   Gráfica Santa Marta

Este livro foi composto em Archer, corpo 12/18,
o papel utilizado para o miolo é o Couché opaco 140g/m² e para
a capa é o Cartão Supremo 350g/m².

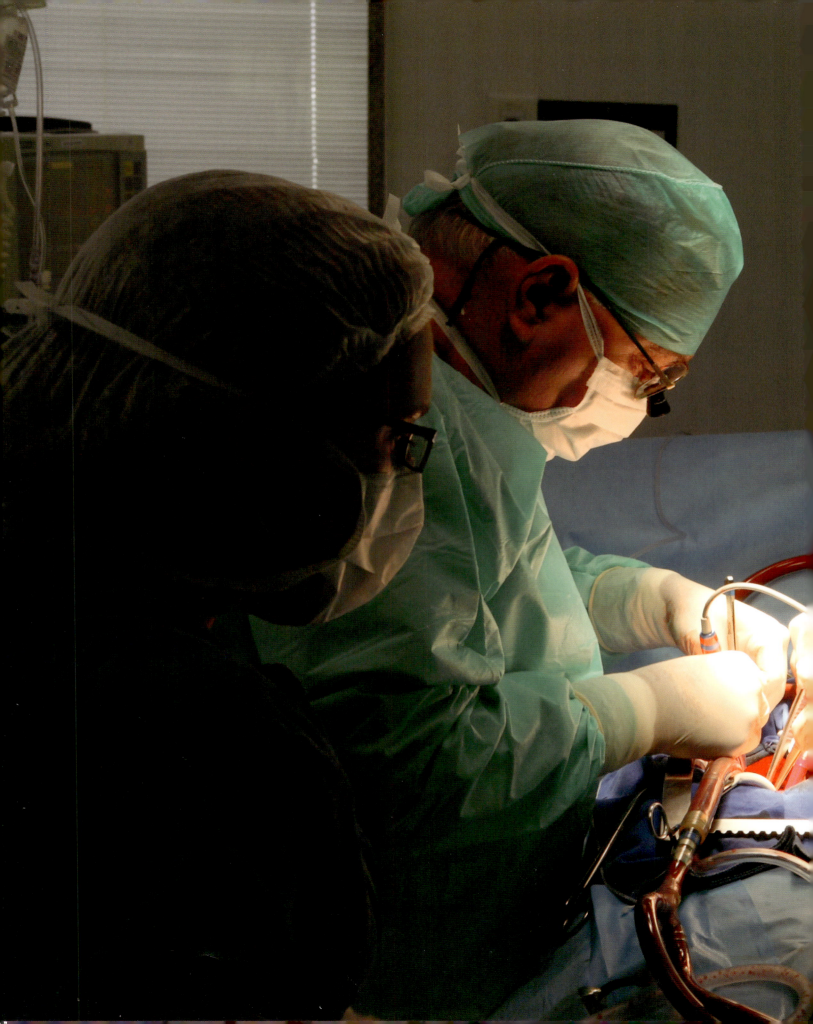

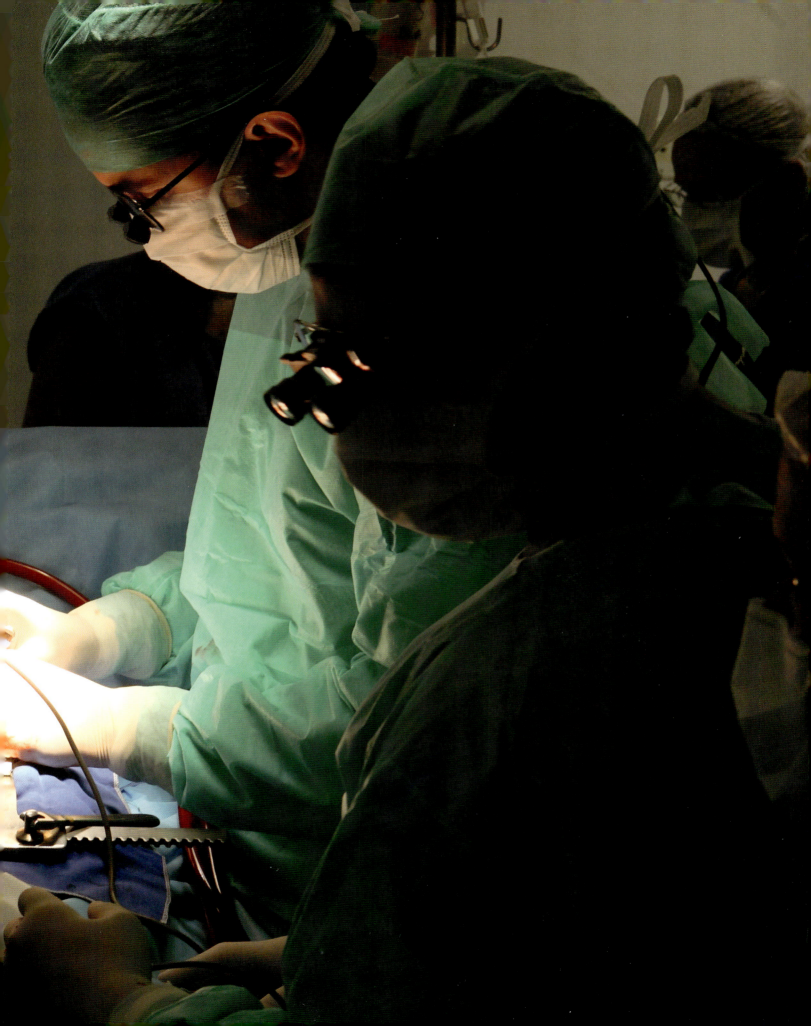